AVIS

SUR LE

TABLEAU

DU

SOCINIANISME.

PREMIER TRAITÉ.

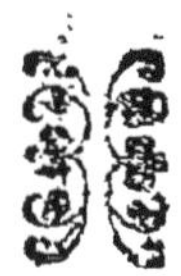

M. D.C. LXXXX.

AVIS
SUR LE
TABLEAU
DU
SOCINIANISME.
PREMIER TRAITE'.

CEux qui aiment sérieusement la verité doivent être joyeux de voir Mr. Jurieu prendre la plume, pour ataquer le Socinianisme.

On est depuis long-tems assez instruit sur les controverses, que nous avons avec l'Eglise Romaine. Si l'esprit d'indifference pour la Religion, les raisons de la Chair & du Sang, ne donnoient trop de poids & trop d'eficace aux persecutions, que le faux zele de cette communion excite de tout côtez ; on auroit peu de sujet de craindre les raisons de ses Theologiens; du moins à l'égard des ames qui travaillent à leur Salut, avec crainte & tremblement.

Pour les Sociniens, il n'en est pas de même. Ils ne parlent, que *de droite Raison & d'Ecriture Sainte*. Il faut necessairement convenir avec eux de ces principes. Car la raison nous fait estre *hommes*; & par la foy, nous sommes *Chrêtiens*. Voilà generalement les deux Sources de toutes nos lumieres, & de toutes nos connoissances.

Quand l'Eglise Romaine parle de Tradition, d'Infaillibilité, de Pape, de concile, soit pour Canoniser de nouveaux dogmes, soit pour expliquer l'Ecriture Sainte: un peu de bon sens nous fait considerer ces grands Noms, comme de favorables prétextes, empruntez pour soutenir cet Empire Tyrannique, que l'on a usurpé sur les Consciences.

Mais à l'égard des Sociniens, la Loy & les principes qu'ils posent, nous étant communs: toute la dispute doit rouler sur la justesse, ou sur l'obliquité des consequences.

Il est donc de la derniere necessité, d'emploÿer avec la priere, toute l'humilité, toute l'aplication à l'étude de la parole de Dieu, & tout l'amour pour la verité dont nous sommes capables; afin que nôtre Foi étant plus claire, plus distincte & mieux apuiée sur la parole divine, sans aucun préjugé *d'Antiquité*, ni *d'Education*; soit aussi plus éficace pour nôtre Sanctification.

Ce

Ce sont de grands avantages, que l'on doit espererdu travail de Mr. Jurieu, s'il plait à Dieu d'y verser sa benediction, & si nous y aportons de nôtre côté les soins, que demande une affaire de telle importance.

J'ai dessein d'y contribuer quelque chose, pour en faciliter l'examen. Je prétens fournir à Mr. Jurieu, une matiére digne de son étude & de son application. Cette clarté avec laquelle il posséde sans doute son objet, pourroit faire qu'il ne s'apercevroit pas de ces petits nuages qui embarassent souvent les autres. Je me promets qu'il trouvera bon, que je les lui presente, afin qu'il les dissipe.

Je puis l'assurer devant Dieu, que je ne suis point un ennemi caché, qui sous une apparence de Brebis vienne le combatre, avec aigreur, avec cet esprit de dispute & de vaine gloire, qui aime souvent mieux triompher de son adversaire, aux despens de la verité, que d'estre heureusement vaincu par elle.

Je declare donc que je prétens me tenir en Ecolier sur les bancs, que je cherche uniquement mon instruction, pour mon propre Salut : étant persuadé, que ce qui pourra servir au mien, ne sera pas inutile à celui d'autrui. Je m'estime fort heureux de tomber en de si bonnes mains, & sous un tel maistre que Mr. Jurieu.

Je declare encore que je ne suis point Socinien, & j'ose même promettre, que si Mr. Jurieu, aprés avoir fini son ouvrage, me laissoit quelque chose à dire contre ces erreurs; je le ferois avec plaisir, si l'on jugeoit, que cela pût être de quelque utilité à l'Eglise de Dieu.

Cependant il faut que j'avouë, que je suis dans cet esprit de Tolerance, que je me vois avec regret condamné par Mr. Jurieu en termes si forts, que si je me laissois aller à leur idée, je m'examinerois moi même si je suis Chrêtien, quelque assurance que j'en aye d'ailleurs.

Mais n'y auroit-il point un peu trop de chaleur, du côté de Mr. Jurieu? Ne le jugeons pas. C'est à lui à se juger devant Dieu. Pour la part que je puis avoir à toutes ses invectives, & à tous ces fâcheux soupçons, dont il noircit, autant qu'il peut, par la machine de ses consequences, ceux que je nommerai ci-aprés *Tolerans*; Pour me vanger de tout ce fiel, je prie Dieu, qu'il le benisse, & qu'il dirige tous ses travaux à la gloire de sa verité.

Il accuse ces *Tolerans* de Cabale, & de Cabale dangereuse dans l'Eglise. Ce que j'ai à dire sur cela, c'est, qu'encore que je sois de ces *Tolerans*, je n'ai jamais oui parler de Cabale; Mais j'ai connu des gens dans ces mêmes sentimens, qui auroient volontiers répandu leur Sang, pour la conservation des Eglises Réformées de France.

Il faut laisser tomber les injures, éfacer les

les idées d'Ours & de Chahuans, que la flame chasse hors de leurs repaires & de leurs trous. Le premier précepte de l'Evangile nous l'ordonne. Il veut même que s'il arrivoit à quelque railleur de dire, que Mr. Jurieu étoit le Lievre de cette forest, qui s'est sauvé au premier bruit des feuilles, sans attendre l'orage & la fureur de l'embrasement: Il veut, dis-je, ce Saint Evangile, que nous soutenions la réputation de Mr. Jurieu, que nous facions valoir son Apologie, en disant avec lui, que l'on doit accorder le pardon de sa fuite, aux merites de ses ouvrages.

Je dois faire encore davantage, car je suis obligé d'édifier Mr. Jurieu & de le persuader, que les sentimens favorables que j'ai pour la Tolerance, ne procedent pas d'un esprit de Cabale, comme il pense, mais seulement du poids des raisons, qui m'ont emporté malgré moi. Je veux bien en indiquer quelques-unes à Mr. Jurieu, & à tous ceux qui veulent s'instruire, tant pour me disculper de cet esprit de Cabale, que pour leur propre édification.

Il faut prémiérement distinguer deux sortes de Tolerance, qui n'ont presque rien de commun entre-elles. On nomme l'une *Politique*, & l'autre *Ecclesiastique*.

La premiere regarde le Magistrat, pour savoir ceux qu'il doit tolerer dans l'Etat. Je parle d'une matiére épuisée, où chacun est sçavant. C'est pourquoi je me contenterai de dire, que le Magistrat peut tolerer les Religions, qui ne sont pas dangereuses, ou contraires au gouvernement. J'ai deux raisons pour le croire, qui me paroissent sans replique. L'une, que les hommes ne peuvent ni ne doivent gêner les consciences, dans leurs mouvemens, parce que toute cette matiere releve de la seule juridiction de Dieu. L'autre raison est, que toute ame veritablement Chrêtienne sçait & sent, que la persecution est autant opposée à l'esprit de l'Evangile, que les tenebres le sont à la lumiere.

Cependant si le Magistrat peut faire intervenir son authorité, dans les matiéres de Religion : Voilà necessairement la porte ouverte à toute sorte de persecution, parce que ceux que l'on voudra interdire, n'obeïssant pas & continuant d'agir suivant les mouvemens de leur Conscience : Le Magistrat se verra contraint malgré lui de passer, des plus legeres procedures, aux dernieres rigueurs. Cette consequence est si claire, que l'on n'y peut rien répondre de satisfaisant.

L'autre Communion qu'on appelle *Ecclesiastique* peut s'étendre à mon avis, jusqu'à ceux, avec lesquels nous pouvons communier. C'est à dire, qui n'ont rien dans leurs prieres, dans l'administration des Sacremens, ni dans tout leur Rituel, qui choque nôtre Conscience. Car si je ne devois avoir de communion qu'avec ceux-là seuls, chez qui les Pasteurs ne di-

roient

roient rien de leurs Chaires, qui ne s'accordât dans toute son étenduë avec ce que je crois; avec qui, je vous suplie, pourroit-on avoir une légitime Communion?

Il faut encore parler d'une troisiéme Communion, que je nommerai *de Connoißance & de Familiarité*, qui est celle que l'on est obligé le plus souvent de pratiquer. Mon avis est, quon ne la doit refuser à personne, qu'à ceux qui vivent avec opiniâtreté dans le crime, & dans le dereiglement.

En voicy la raison, qui me paroît decisive. C'est qu'il n'y a point d'homme sur la terre, au Salut duquel je ne sois obligé de travailler, selon mes forces & ma vocation. Ainsi lors que quelqu'un est dans l'erreur, je dois mettre en usage, tout ce que la prudence me suggere d'équitable, pour l'en retirer.

Pour cet effet, je dois principalement m'abstenir d'injures, d'invectives, de tout terme dur & aigre: 1. parce que cela est opposé à la douceur de l'Evangile. 2. Parce que la dureté de mon procedé, s'oppose directement au dessein que je dois avoir, de convertir mon prochain. Car au lieu de m'insinuer dans son esprit & de me faire jour pour aller à son cœur, ou, pour parler avec S. Paul, au lieu de me faite *tout à lui*, je le rebute par mes emportemens & je le préviens tellement à mon desavantage, qu'il resisteroit même à n'être pas persuadé par mon moyen, que deux & deux font quatre.

De plus il y a des articles, dont je ne connois pas toute la verité, dans tout son jour. De huit degrez, je puis n'en connoître que six : & mon prochain, que je crois dans l'erreur, sçait peut-être les deux autres mieux que moi. Ajoutez à cela que cet homme n'est pas dans l'erreur, de tous côtez. Il y aura quelques articles Orthodoxes, qu'il aura plus étudié & mieux medité que moi. L'experience de tous les siecles & de tous les jours soutient ce que je dis.

Delà je conclus, qu'au lieu de ce faux zele, qui anatématise tout ce qui est hors de son Systeme : Celui que l'Evangile nous inspire, pour la verité & pour le Salut de nos prochains, veut que nous entretenions cette Communion, dont je parle, avec un esprit de douceur, & de paix, pour travailler ensemble à la recherche & à l'éclaircissement de la verité.

Je ne suis pas du sentiment de ceux, qui craignent tout pour cette verité, qui ne parlent que de livres dangereux, & qui ne travaillent qu'à les faire supprimer. Je crois avec l'Apostre, *qu'on ne peut rien contre elle*, que ces interdictions de livres lui sont injurieuses. Si Jesus-Christ a donné des Docteurs à l'Eglise, ce n'est pas pour implorer le bras du Magistrat, pour la Protection de la verité contre les faux Docteurs qui l'attaquent.

C'est

C'est afin que par leurs raisons & par leurs livres, ils conservent ce pretieux depôt. Toutes les armes de la verité sont spirituelles. Il n'apartient qu'au mensonge, qui ne se peut soutenir de lui-même, de chercher de l'apui dans l'ignorance, dans la force & dans la persecution.

Enfin j'ai crû que je ne péchois pas à ne juger point mes prochains, sinon ceux dont il est formellement écrit, qu'ils n'entreront point au Royaume des Cieux. Les maximes du jugement dernier me paroissent impenetrables. Je craindrois de sortir trop de ma Sphere. Si Mr. Jurieu croit ma timidité criminelle, il me fera plaisir de me l'apprendre.

Je ne m'étens pas à citer les passages de l'Ecriture, favorables à mon sentiment. Il y a peu de personnes qui l'ayent lûe, qui ne soient persuadez, que j'en pourrois alleguer plusieurs. Mais j'aime mieux laisser place à de nouvelles instructions, que de faire l'Autheur prévenu & entesté de son opinion.

Il ne me reste plus qu'à suplier le Lecteur d'être persuadé, que si j'adoucis les couleurs du Tableau du Socinianisme, ce n'est point pour en imposer à personne, Dieu m'en est témoin. Je veux seulement représenter les objects, comme ils sont, afin que l'on puisse les considerer sans prévention, & se déterminer avec plus de connoissance sur ces deux questions. 1. Si l'on doit avoir quelque Tolerance pour les Soci-

Sociniens. 2. Sur tout si la Charité Chrêtienne peut souffrir, que l'on regarde les Tolerans, comme une Cabale pernicieuse à l'Eglise. Peut-être que le point de vuë, d'où Mr. Jurieu regarde les Sociniens & celui d'où je les vois, étant differens, changent les objects & le jugement que l'on en fait. Le public doit, ce me semble, me tenir quelque conte de ce que je hazarde mes doutes, afin que l'instruction, que j'attens de Mr. Jurieu, nous soit commune à tous.

I. De l'Usage de la Raison dans les Matieres de Foi.

„ MR. Jurieu explique la pensée
„ des Sociniens, à peu prés en ces
„ termes. La Raison trouve de la
„ difficulté à croire ceci ou cela, par
„ exemple la Trinité, la Satisfaction, l'E-
„ ternité des peines. Ces dogmes l'in-
„ commodent fort. Donc quoi que l'Ecri-
„ ture en parle, dans quelque degré de
„ clarté que ce soit, il ne faut pas croi-
„ re qu'elle doive être expliquée dans ce sens. Il faut que les Saints Oracles, aient avec eux, pour être reçûs dans nos cœurs, le *pareatis* de la raison, si j'ose m'exprimer de la sorte. Sur cette exposition, & avec un tour à peu prés semblable, il n'y a guere de bonnes ames que l'on n'éfa-

farouche, & à qui l'on ne face crier Anatheme.

Voicy le sentiment que Mr. Jurieu combat, tel qu'il est au pié de la lettre & sans figure. Comme nous sommes hommes, avant que d'être Chrêtiens, *hommes*, par la Raison, *Chrêtiens*, par la Foi; Et comme le Christianisme, ne détruit pas l'humanité: De même aussi, la foi ne doit pas renverser la raison, quoi qu'elle puisse l'élever, & la perfectionner.

De ce principe certain, ils tirent ces consequences: Que lors qu'il s'agit d'expliquer un passage de l'Ecriture Sainte, susceptible de deux sens, l'un conforme à la droite raison, & l'autre contraire: on doit se determiner en faveur du sens conforme à la raison, à moins qu'il ne soit manifestement opposé aux paroles, à l'intention & au raisonnement de l'Autheur Sacré. Je crois que Mr. Jurieu lui-même avoüera l'équité de ce principe. Il n'y peut donc plus avoir d'erreur, que dans l'application. En effet, pourquoi ne croyons-nous pas que *Dieu ait des mains & des yeux*, ce que l'Ecriture dit si expressément? c'est parce que ce sens est contraire à la raison. Il en est de même de ces paroles: *Ceci est mon Corps: Si nous ne mangez ma Chair & ne buvez mon sang*; de celles-ci: *Je me repens d'avoir créé les hommes: Je connois maintenant que tu m'aimes*, qui attribuent à Dieu des changemens, que la raison juge inalliables avec

Matth. 26. *Jean 6.* *Genes. 6.*

avec la simplicité & l'excellence infinie de sa Nature.

Il est donc inutile de travestir ce principe. Nous le recevons nous mêmes. Il s'agit uniquement de montrer, que les consequences qu'on en tire contre la Trinité &c. sont fausses & le principe mal appliqué.

Mais la difficulté sera beaucoup plus grande, quand on examinera la nature de l'homme. Car étant essenciellement raisonnable, il peut moins voir ou croire ce qui est contre la raison, que l'œuil ne peut apercevoir les ténébres, ou le néant. Cela est si vrai, que d'habiles Philosophes soutiennent, qu'il n'y a point *d'Estre de raison*, comme on parle dans l'Ecole, parce qu'étant quelque chose d'impossible, il ne peut en façon du monde estre l'objet de nôtre entendement. De sorte qu'encore qu'un homme dise, qu'il croit ce qui n'est pas croiable, se le soit-il fait accroire mille fois; Il trouvera pourtant, s'il se veut bien examiner, que son Cœur le dément en secret. Par exemple, on peut dire aisément qu'on croit que *deux & deux sont quatorze*, il est impossible néanmoins qu'on le croie; parce que cette proposition est formellement contre les Idées les plus distinctes de l'entendement, contre les plus claires notions de l'ame.

J'ai examiné la distinction dont on se sert, entre *estre contre la raison, & estre au dessus de la raison*. On convient qu'il ne ne nous est pas possible de croire ce qui est contre la raison : Mais on dit que nous pouvons bien croire ce qui est au dessus de nôtre raison.

Voicy la difficulté qui me reste contre cette distinction. Elle me paroît n'estre d'aucun usage, au fait dont il s'agit ; ou je ne la comprens pas. Car si par *estre au dessus de la raison*, on veut dire ne comprendre pas une verité, dans toute son étenduë, quoi que ce que l'on en conçoit soit clair & certain ; j'avouë que l'on doit croire ce qui est au-dessus de la raison, en ce sens. Je crois, par exemple, la résurrection des morts, parce que l'Ecriture le dit clairement, & que l'idée que j'ai de la puissance infinie de Dieu, leve generalement toutes les difficultez, dans la discussion desquelles je me trouverois embarassé. Je reçois donc ce dogme de la résurrection des morts, quoi que je n'en conçoive pas exactement tout le plan.

Mais si l'on entend par *estre au dessus de la raison*, un dogme, où je ne vois rien de clair, un dogme, que la raison perd de vuë par toutes ses faces : Je veux dire que toutes les propositions qu'on peut en extraire ne paroissent pas compréhensibles, comme celle-ci, par exemple, *Que trois personnes divines ne facent qu'un seul Dieu*, &c. Il semble *qu'estre au dessus de la raison*, en ce sens, soit *estre entierement inaccessible à la raison*. Ce qui ne differe que de mots avec *estre contre la raison*

son. Du moins on ne voit pas, comment on en peut estre persuadé, & croire véritablement ce que nôtre raison ne peut atteindre par aucun endroit. Mr. Jurieu aura la bonté de m'éclaircir, en m'aprenant comment il dispose de son cœur, en de telles conjonctures.

Je conclus donc, pour le dire encore une fois, que ce principe, qui veut qu'entre plusieurs explications de la parole de Dieu, on préfere celle qui ne repugne pas à la raion, autant que le passage & l'analogie de la foi le peuvent soufrir : Je conclus, dis-je, que ce principe doit estre reçû, encore que l'on en puisse abuser. Car si tout ce dont on abuse nous estoit interdit, de quoi pourrions nous jouir ? Voilà comme j'ai conçu la pensée des Sociniens, si je me trompe, Mr. Jurieu m'obligera de me redresser.

II. De l'Ecriture Sainte.

JE passe à l'article de l'Ecriture Sainte. Quand je fais réflection que ce divin livre a passé par tant de nations & par tant de mains, par tant de goûts differens, au milieu de tant d'ennemis, qui ont fait tous leurs efforts pour le dissiper & pour le corrompre : Quand je pense que ce divin livre est parvenu à nous, par le canal de mille & mille Copistes ; & que malgré tant de causes trop capables de l'alterer,

terer, à parler humainement, il est pourtant si sain & si entier, que toutes les petites variations qu'on a pû trouver jusqu'à cette heure, par la confrontation de plusieurs exemplaires, n'y aportent aucun changement, qui soit de la moindre consequence. Il me semble qu'il faut être incapable de toute sorte de réflexion, où il faut admirer la main adorable d'une Providence. Néanmoins je ne puis croire qu'il soit impossible qu'il y ait quelque petit mot, quelque verset, quelque ponctuation dans l'Hebreu, quelque virgule, quelque accent ou inseré, ou omis. Car si l'on n'admet cette proposition, il faudra recevoir „ celle-ci, que toutes les fois qu'il aura „ plû, ou qu'il plaira à un homme de „ prendre la plume, pour transcrire la „ Sainte Bible, autant de fois faudra-t-il, „ que le Saint Esprit se saisisse de sa main, „ pour la conduire si fidelement, que ce „ Copiste ne puisse oublier ou ajoûter une „ seule lettre. Cela ne paroit-il pas insoutenable à tout homme de bon sens. Il l'est aussi en effet: car puis qu'il y a de la diversité dans les exemplaires, quoi que petite, comme nous l'avons remarqué, puis que la version des 70. marque clairement, qu'ils ont lû l'Hebreu en de certains mots, d'une autre maniere que nous; pourquoi le Saint Esprit auroit-il conduit quelques Copistes? pourquoi en auroit-il abandonné d'autres.

d'autres ? Et tout cela sans que nous puissions discerner ceux, qui auront été tant favorisez ?

Qu'elle raison nous conduira infailliblement dans le choix des exemplaires ? entre ceux par exemple qui lisent les versets 7. & 8. du Chap. 5. de la I. de S. Jean, & ceux qui n'ont pas ces paroles: *au Ciel le Pére, la Parole, & le S. Esprit, & ces trois sont un.* D'autres lisent, *Se rapportent à un. Et il y en a trois qui rendent témoignage sur la terre.* M. Jurieu sçait qu'elles ne sont pas dans plusieurs anciens Manuscrits Latins & Grecs, ni dans les Versions Syriaque, Arabe, & Ethiopienne, ni même dans quelques-uns de nos imprimez. M. Jurieu sçait que plusieurs Peres ne les ont point lües. Tous ces faits sont certains, pourquoi donc faire un crime aux Sociniens, & parler d'eux comme d'ennemis de l'Ecriture sainte : à cause qu'ils se prévalent, quoi que fort peu, du silence de ces Manuscrits?

Il semble que M. Jurieu ait formé le dessein de les rendre criminels, par tout où il les trouvera. Sans ce dessein, le crime ne seroit pas fort grand de dire, que les Livres du Vieux Testament ne sont pas d'une utilité, ni d'une nécessité, égale à celle des Livres du Nouveau Testament. Je suis assuré que chacun en demeure d'accord : & j'ose dire que l'on peut se sauver, avec les

les seuls Livres du Nouveau Testament; Je doute que M. Jurieu en dise autant de l'Ancien. Pourquoi donc ce sentiment sera-t-il un crime, dans la bouche des Sociniens? & par quelle voye se sera faite cette métamorphose,

Quibus indicibus, quo teste probavit?
Nil horum. Verbosa & grandis Epistola venit:
Bene habet, nil plus interrogo.

Je suis tenté d'ajoûter ce que je trouve au bout de ma plume:

Sed quid
Turba Remi? sequitur fortunam, ut semper, & odit,
Damnatos.

Pour moi, je suplie M. Jurieu d'agir avec nous par raison, & non par son autorité; nous ne sommes pas tous Peuples.

Je ne dirai rien ici de la maniére, dont les Sociniens parlent des Propheties, parce que c'est une suite de cette erreur, qui ôte à Dieu *la connoissance des futurs Contingens*, comme on parle, c'est à dire, *de tous ces évenemens, qui ne dependent pas d'une cause necessaire.*

Je ne m'arrêterai pas non plus au troisiéme article de Mr. Jurieu, *que les Sociniens aneantißent tous les objets de la Foi.* Cela dépend de la revuë de ces objets. Mais peut-être ne sera-t-il pas hors de propos, de prier Mr. Jurieu, de nous donner quelque reigle, par laquelle nous puissions discerner, en faisant la revuë de ces objets, ceux qui sont absolument necessaires au salut.

On se tourmente depuis long-tems, sur cette grande question. Mr. Jurieu me permettra de lui dire mon sentiment, afin qu'il me donne ses avis.

Je pose le Principe de la Réformation, qui est celui du bon sens. C'est que Dieu ayant donné sa parole aux hommes, afin de les conduire au Salut: & Dieu apellant à ce Salut, beaucoup plus du peuple, que de grans & de sçavans; il s'ensuit nécessairement, que ceux du peuple, qui ne sont pas privez entierement de sens commun, peuvent se déterminer sur ces objets fondamentaux, par la lecture de la Parole de Dieu.

Cela étant, il me semble que l'on en peut conclure, que tous ces dogmes, sur lesquels les sçavans ont tant de peine à se déterminer, quoi qu'ils travaillent de bonne foi à leur Salut, ne sont pas de cette necessité absoluë dont nous parlons. Car si les sçavans, qui ne font pas la milliême partie du peuple, trouvent tous ces embarras qui retiennent les plus sages d'entre-eux indeterminez: comment les simples, sans étude & sans application, pourroient-ils voir, avec cette certitude que la foi demande, ces objets obscurs & douteux aux sçavans? Plus j'y pense, plus je me persuade, que les préjugez tirez des Catechismes, plûtôt qu'une connoissance puisée dans la parole de Dieu, font aujourd'hui d'hui presque l'unique fondement de la foi des peuples.

Je crois, que l'on peut conclurre, aprés cette réflection, que les points fondamentaux de la Religion, ne sont pas à beaucoup prés, en si grand nombre, que plusieurs se l'imaginent aujourd'hui : Autrement je croirois, que *la voie d'examen*, le fondement de nôtre Réformation, seroit un principe impossible au peuple, & par consequent, injuste & faux : j'attens avec impatience quelque éclaircissement là-dessus.

III. De l'Idée de Dieu.

J'Ai toujours crû, que la plus difficile matiere de la Theologie, étoit l'explication *de la Nature de Dieu*. Quand on parle *de son existence*, nôtre Raison va aisément jusques là, parce que c'est la prémiere de toutes les véritez. Mais quand nous voulons parler de cette nature infinie, la disproportion de nôtre esprit avec cet objet, fait que nous nous perdons dans ce vaste espace : & je me trompe fort, si la question de la Nature de Dieu, ne fait naître plus d'Athées, que la question de l'existence, quoi que ce soit celle, que l'Atheisme combat formellement.

Mr. Jurieu trouvera bon s'il lui plait, que je lui dise mon sentiment sur sa methode. Il seroit à souhaiter qu'il eût traité cette matiere, d'un stile plus serieux.

Il plaisante un peu trop par tout. Il sue, pour rendre ridicules, ceux qu'il doit plaindre, il travaille à faire rire un Lecteur, à qui il devroit inspirer des priéres & des larmes, pour emouvoir les compassions de Dieu; sur des personnes qu'il nous dépeint plongées dans toute sorte d'impietez. La methode de Saint Paul, dans le discours qu'il fit à l'Aréopage, me paroît fort differente. L'Apôtre dit d'eux tout le bien qu'il en peut dire, il les fait plus sages qu'ils ne vouloient l'estre. Mr. Jurieu au contraire, ne voit aucun bien chez les Sociniens, peut-estre même y voit-il des erreurs, des monstres qui n'y sont pas.

Act. 17.

Quoi qu'il en soit, cette plaisanterie dans une matiére si grave produit ordinairement ces trois mauvais effets. L'un est, qu'elle irrite ceux que l'on devoit instruire, & qu'elle leur oste, par une facheuse prévention, tout le goust, qu'ils auroient peut-estre pû prendre à des raisons expliquées sans aigreur. L'autre est, qu'une methode boufonne, dans une matiere importante, s'il en fut jamais, chagrine la conscience. Elle est naturellement serieuse, & n'aime pas qu'on badine avec elle.

Tout ce qu'on lui présente avec enjoüement, lui devient suspect; le mot pour

pour rire, meine presque toujours, au de là de l'exactitude, qui ne peut estre trop religieusement observée dans un si grand sujet. Enfin je puis assurer Mr. Jurieu, que jusqu'à cette heure je n'ai vû personne content de ses enjouemens. Le troisiéme effet que cette methode produit, c'est d'autres railleries, qu'elle pourroit attirer par recrimination & qu'un stile plus serieux, n'auroit pas fait naitre. Je demande pardon à Mr. Jurieu, si je lui dis si librement mon avis: j'espere que le monde le prendra en bonne part. Il ne vient point d'un mauvais fond, j'en puis assurer Mr. Jurieu, comme de l'estime & de la veneration que j'ai pour lui.

Pour venir au fait, je commencerai par une remarque, à quoi je voudrois que l'on fit réflexion. C'est qu'il faudroit distinguer tous les dogmes, que la Philosophie a fait entrer dans la Religion de ceux que la révelation a fait connoître. Que ne peut-on discerner ce que la Philosophie Platonicienne a fait dire aux premiers Docteurs de l'Eglise; ce que l'Ecole d'Aristote a intrus dans le Christianisme, sous le nom de *Theologie Scolastique*! Qu'un Christianisme dépouillé de ce jargon seroit simple & beau! Qu'on seroit heureux de le posseder, & de donner à la Sanctification tout le tems, que l'on consume dans ce labirinhe, avec tant de chagrin & si peu de fruit ! Mais ce souhait ne change pas la nature des choses. Je trouve encore dans ce malheur, quelque esperance. C'est que naturellement on est disposé à quiter tous ces dogmes Philosophiques: lors qu'une meilleure Ecole nous aura ouvert les yeux.

C'est ce qui se rencontrera sans doute, dans cette question, *en quel sens il faut dire que Dieu est Esprit*. S'il faut croire cet estre Souverainement parfait, absolument dépouillé de Corps, ou si l'on peut lui en attribuer quelqu'un fort delié & fort subtil. Mr. Jurieu sçait, qu'avant la Philosophie de l'incomparable Descartes, on n'avoit aucune juste idée de la nature d'un Esprit.

On ne sçavoit pas distinguer cette action spirituelle de l'entendement, que l'on nomme *conception*, d'avec cette faculté corporelle que l'on nomme *imagination*, parce qu'elle vient toûjours au secours de l'entendement, toutes les fois qu'il s'agit d'un corps, pour lui en répresenter un phantôme. Cette erreur faisoit qu'on laissoit entrer cette imagination, dans toutes les operations de l'ame, sans en excepter la Nature Divine. D'où il arrivoit que cette faculté s'exerçant sur cet objet, il falloit necessairement qu'elle nous le répresentât sous quelque idée corporelle. De là vient que presque tous les Theologiens ont dit des choses de *l'immensité de Dieu*, d'où l'on pour-

pourroit aujourd'hui conclurre démonstrativement, qu'il seroit corporel; quand ils ont dit, par Exemple, qu'il n'y avoit que son immensité, qui fut la raison pour laquelle Dieu n'avoit pas de mouvement local; ce que plusieurs ont dit de la vision de Dieu, & tant d'autres choses que Mr. Jurieu sçait mieux que moi.

Dira-t-on que les Peres ayent eu une juste idée de la Spiritualité de Dieu? Quand on lit dans Tertullien, *Qui nieroit que Dieu fût un Corps, encore qu'il soit nommé Esprit? Car l'Esprit dans sa forme est un corps d'un certain genre: & même toutes ces choses invisibles ont devant Dieu & leur corps & leur forme, par lesquellles elles sont visibles à Dieu:* Il semble que Tertullien auroit aisément reçu cette maxime, Que *tout ce qui subsiste est un corps, de façon ou d'autre.* Si Socin a été séduit, par une semblable philosophie, comme tant d'autres l'ont été: S'il a parlé clairement de ce que les Payens disoient sans le connoître: S'il vivoit aujourd'hui, il se retracteroit sans doute; & je ne doute pas que ses Disciples, qui ont quelque peu d'esprit, ne l'abandonnent pour se former de plus justes idées de la Divinité.

Ad prax. c. 7.

Cette erreur ne pouvoit subsister, sans en entraîner beaucoup d'autres avec elle. De là est venuë l'idée qu'ils ont euë de *la demeure de Dieu dans le Ciel.* Je ne vois

vois pas aprés tout, qu'étendre cette substance par tout, eût été une perfection beaucoup plus grande. Ce n'étoit pas un grand crime, supposé cette fausse idée, de ne faire consister l'Immensité de Dieu que dans sa présence en tous lieux, parce que par tout il connoit & agit. A quoi l'on peut joindre ce que l'Ecriture nous dit en mille lieux des Cieux, *comme du*
1. Rois 8. *Trône de Dieu, du lieu de sa demeure*
Matt. 6. *d'où il entend & exauce les priéres de*
Gene. 11. *ses Enfans, d'où il descend quelquefois*
Ps. 118. *pour exercer ses jugemens sur la terre.* C'est pourquoi je crois qu'il faut parler trés-sobrement sur ce sujet, qu'il faut se suporter les uns les autres, sans aigreur & sans anatême.

M. Jurieu, qui a sans doute des idées de Dieu conformes à sa philosophie Cartesienne, trouveroit-il bon que l'on plaisantât avec lui, & qu'on lui demandât *Où est son Dieu?* Car enfin, à parler exactement, selon les principes de sa Philosophie, on ne peut dire d'un Esprit qu'il soit en aucun lieu. Toutes ces phrases, *estre au Ciel*, *estre sur la Terre*, *estre par tout*, suposent necessairement un Corps, & ne peuvent être apliquées à un Esprit. Quel bruit ne feroient pas ceux, qui ne sont point initiez dans les mystéres Cartesiens, s'ils savoient qu'on n'admet dans cette Ecole cette proposition, *Dieu est par tout*, que comme une façon de parler populaire. Je doute fort, que cette

cette Critique Cartesienne évitât la censure d'un Synode, si on l'examinoit *ex Cathedrâ*.

Que voulez-vous conclurre de tout ceci, me dira-t'on? J'en conclus, non que des Sociniens ayent raison, dans l'idée qu'ils se forment de Dieu, j'en suis fort éloigné. Mais je conclus, qu'il faut parler de Dieu avec beaucoup de circonspection; quand nous en parlerons peu, il sera toûjours veritable de dire, que nous en connoissons encore moins. Desorte que pour peu qu'un zele foudroiant soit de nôtre goût, il ne seroit pas impossible de trouver des héresies dans l'Orthodoxie même.

Travaillons à vivre saintement, pour voir quelque jour Dieu comme il est, alors nous aurons des idées dignes de ce souverain object.

IV. *De la Connoissance que Dieu a des futurs Contingens.*

L'Erreur des Sociniens est sans comparaison plus grande, quand ils ôtent à Dieu la connoissance des choses à venir. Mais j'aurois fort souhaité qu'ici, comme par tout ailleurs, M. Jurieu agît serieusement avec eux. Il verroit que ce n'est pas assez, pour détruire leurs raisons, d'y trouver le mot pour rire.

J'ex-

J'expliquerai leurs pensées. Ils disent, que comme ce n'est pas un défaut de puissance à Dieu, de ne pas faire ce qui n'est pas faisable ; par exemple, une montagne sans vallée: De même aussi, ce n'est pas, selon eux, un défaut de connoissance à cet Estre infini, de ne pas connoître ces futurs Contingens, si ces futurs Contingens ne sont pas connoissables.

Or ils prétendent, que ces événemens ne sont pas connoissables, qu'ils sont de purs Néants, qui ne peuvent être par consequent l'objet d'aucune Connoissance.

Si vous leur demandez, pourquoi ces objets sont de purs néans? Ils vous diront, que bien loin que ces futurs Contingens soient quelque chose de fixe & de réel, ils ne sont pas même quelque chose de déterminé; ni en eux-mêmes, parce qu'ils n'existent pas encore, ni dans leur cause, parce qu'elle est en elle-même indeterminée, comme ce qui dépend de la liberté humaine, par Ex. *si j'irai demain me promener, ou si je n'irai pas.*

Ils disent que l'Ecriture nous donne cette idée de Dieu, quand il dit à A-
Gene. 22. braham, *Maintenant je connois que tu*
Genes. 6. *m'aimes : Je me repens d'avoir créé l'homme. L'Eternel vous éprouve, afin qu'il connoisse si vous l'aimez. Pour-*
Esaye 5. *quoi ai-je attendu que ma vigne produisit des raisins, & elle n'a produit que des*

des grapes sauvages ? Si mon Peuple m'eût écouté, je l'aurois rassasié, &c. Ps. 81.

Il leur semble encore, que tout ce qui arrive se feroit avec la derniére nécessité, & que si Dieu connoit ce que je ferai demain, la connoissance de Dieu étant nécessairement infaillible, il faut conclure, *si je me promenois demain*, par exemple, qu'il seroit aujourd'hui autant necessairement véritable de dire, *je me promenerai demain*, comme de dire, *le Soleil se levera demain*, suposé qu'il n'arrive aucun changement dans l'Univers. Or si tout arrive avec une pareille necessité, il n'y aura plus, disent-ils, de liberté.

Enfin ils croyent que tous ces changemens, qui arrivent en Dieu même, comme parle l'Ecriture, à cause de la priére, de la repentance, ou de la rebellion des hommes, dont les exemples sont infinis, sont inalliables avec cette connoissance de l'avenir, qui éloigne de Dieu toute sorte de mutabilité.

Je doute qu'un Lecteur soit fort content qu'on le face rire, au lieu de l'instruire sur ces difficultez. Je suplie donc M. Jurieu, de nous donner quelque chose de plus solide : & je sollicite ses amis à l'y engager, pour l'édification de l'Eglise.

S'il étoit permis de railler dans une telle matiére, la petitesse de l'esprit humain & son ignorance, lui fourniroient assez

assez de sujet de rire, de ce qu'il ne pourroit comprendre, c'est à dire, qu'il riroit de ses propres infirmitez. Quand je considére le Systéme ordinaire, que M. Jurieu reçoit, je ne le vois pas hors d'ateinte. Il veut que Dieu connoisse les futurs Contingens dans ses décrets. Cela veut dire, pour parler plus clairement, que Dieu connoit qu'un tel accident arrivera, parce qu'il le veut faire, ou par lui-même, ou avec la créature: dequoi il a formé un décret de toute éternité. Il connoit, par exemple, qu'*Adam pechera*, parce que, sans avoir en vuë aucune détermination de la liberté d'Adam, ni quel usage il en feroit, il avoit formé un décret pour le faire pecher, un décret avec toutes les circonstances requises, pour faire qu'Adam pechât necessairement, infailliblement, & irressistiblement, c'est le terme de l'Ecole. N'y a-t-il pas lieu de croire, que selon ce Systéme, Dieu seroit Auteur du peché en tout, ou en partie; cela soit dit sans blaspheme. Voici de terribles extrémitez. Car selon M. Jurieu, si l'on n'admet pas ces décrets des futurs Contingens, il ne voit pas comment Dieu pourroit les connoître. Or si cela étoit vrai & qu'il falût prendre parti, à quoi se resoudront tous ceux qui croyent que le Systéme de M. Jurieu interesse trop la Justice & la Sainteté de Dieu? Ne les pousseroit-on pas dans le Socinianianisme ? Et une bonne Ame n'aimeroit-elle pas mieux, ne pas donner à Dieu la connoissance de l'avenir, que de la lui attribuer à ce fâcheux prix, de le faire Auteur de peché.

Mais il me semble qu'on n'en est pas reduit à ce malheur. Dieu peut connoître l'avenir de mille maniéres, qui me sont inconnuës. C'est même une témérité, à mon avis, de vouloir dire précisement comment il le connoit. Il me suffit, que cette multitude de prédictions, que la parole de Dieu contient, me convainquent pleinement de la verité du fait; la raison m'enseignant d'ailleurs, que si la connoissance de l'avenir est une perfection, si l'ignorer est un défaut, je dois necessairement renfermer dans l'idée que j'ai d'un être souverainement parfait, la connoissance des futurs Contingens. On pourra avoir l'occasion d'en parler plus dinstinctement dans la suite, selon que M. Jurieu, que nous voulons suivre, s'il ne s'écarte pas de son sujet, nous y engagera.

J'ai eu raison de remarquer, qu'il faut du serieux, dans ces grandes matieres. M. Jurieu ne seroit-il pas faché, si quelqu'un vouloit divertir le public au depens de son Systéme. Si suivant l'air enjoüé de M. Jurieu, il nous dépeignoit Dieu formant des décrets, non seulement de tous les pechez d'incestes, d'assassinats, & de trahisons; mais enco-

re

re, sur les sauts d'une puce, sur les pas d'une fourmi, ou pour déterminer les poils qui tombent chaque jour, de la mandille d'un Gueu. Je le dis sans blasphême, & je veux uniquement faire sentir, que nous devons être trés-sages à parler de ce que nous ne pouvons comprendre; que ce n'est pas assez, pour detruire un Systéme, d'en tirer quelques consequences qui nous étonnent, ou qui nous choquent. Si je ne me trompe, M. Jurieu me doit cette charité de m'instruire. Je travaille à faire mon salut par la grace de Dieu, & l'on me verra toûjours autant de docilité, qu'on en doit raisonnablement avoir.

Je me contenterai de remarquer ici les erreurs, qui ne sont que des suites necessaires de celle-ci. Il faut s'apliquer uniquement à détruire ce faux principe des Sociniens, à prouver clairement que la connoissance de l'avenir apartient à Dieu : alors toutes ces facheuses suites tomberont d'elles mêmes. Mais sans cela il est inutille de plaisanter & de dire, *Dieu fait des fautes comme nous, qu'il est obligé de corriger. Ce fantôme de Dieu à la Socinienne, demonté à chaque pas par des évenemens imprévus. Quand il fit l'homme il ne sçavoit pas qu'il se corromproit au point qu'il fit*, & tant d'autres choses, qui ne servent qu'à émouvoir le pleuple, pour crier *Crucifie, Crucifie*, si l'esprit de l'Evangile, cét esprit de paix ne s'y opose.

Pag. 25.

M.

M. Jurieu continuant son tableau, dit au même endroit, du Dieu des Sociniens, *il se met en colere, il s'apaise, il craint, il desire, il a ses émotions & ses passions, toutes telles que les passions humaines, excepté qu'elles sont mieux réglées.* C'est M. Jurieu qui parle: Voici ce que Crellius en dit. *Cependant nous ne reconnoissons pas seulement: mais aussi nous en avertissons volontiers, que Dieu n'est point sujet à ressentir ces troubles que les hommes ont & les bêtes ont accoutumé d'avoir, dans leurs afections. Car il faut séparer de tous les actes de la volonté Divine, tout ce qui est impur, tout ce qui ressent le mélange d'un corps terrestre, tout ce qui sent l'imperfection, ou l'imbecillité.* Le chapitre 26. de son livre n'est pas moins formel, sur ce que je dis. *pag. 25.* *cap. 29.*

M. Jurieu souffrira, s'il lui plait, que je le confronte encore une fois avec Crellius; peut-être que l'oposition que j'y crois voir, n'est fondée que sur mon ignorance; je me soûmets de bon cœur à recevoir de nouvelles lumiéres. M. Jurieu dit donc, parlant de la puissance du Dieu des Sociniens: *Il y a mille choses qui lui sont impossibles, & il ne sauroit remuer un Corps, sans se remuer lui-même & sans le pousser par sa substance, comme un homme pousse la roüe d'un chariot avec l'épaule.* J'ai relû, tout étonné de cette idée, ce que disoit Crellius *de la puissance de Dieu*, & j'ai trouvé ce que je savois déja.

Il en parle comme les Docteurs Réformez.
chap. 22. J'en pourrois extraire plusieurs propositions, qui le justifieroient pleinement, par l'idée qu'il nous donne de la puissance & de la volonté de Dieu, comme d'un même attribut, ou peu s'en faut. Volkelius en parle de même, quand il traite de la création. Je suis impatient de savoir, où M. Jurieu a lû ce qu'il nous dit. Car à parler franchement, je doute fort que le dessein & le plaisir de noircir son Tableau par tout ne l'ait emporté un peu trop loin.

Trahit sua quemque voluptas.

VI. *De la Providence.*

JE fais suivre ici l'article de la Providence, afin d'achever ce qui regarde Dieu. Aprés la description que M. Jurieu en fait, & le tour qu'il lui plait d'y donner : il
§.8.p.32 conclut, que les Stoiciens & les Platoniciens, avoient des idées de la Providence beaucoup plus nobles.

J'ai lû Volkelius sur cette matiére, & j'oserois bien assurer, que si ce qu'il en dit, paroissoit sous un autre nom, on ne s'imagineroit jamais lire les pensées d'un Socinien. Il dit que la Providence a ces deux
L.i.2.c.7 parties, *la conservation & le gouvernement; que par la conservation, les choses créées demeurent dans leur état naturel; que par la conduite que Dieu prend de l'Univers, il gouverne le monde, avec tout ce qu'il* ren-

renferme, & le dirige à de certaines fins... Plus bas il assûre, *que le soin que Dieu prend des choses humaines s'étend si loin, qu'il ne peut rien arriver aux hommes de bien où de mal, si ce n'est par le décret, ou par la permission de Dieu.* Cependant M. Jurieu dit d'un air enjoüé, *peut-etre les Créatures dépendent-elles un peu de Dieu pour leurs formes : Mais pour leur matiére, qui est le fondement de leur existence, Dieu n'y peut rien.* C'est à dire, pour expliquer la raillerie aux dépens de qui il apartiendra, que M. Jurieu croit que les Créatures dépendroient peu de Dieu, & que nous aurions peu de sujet de craindre son pouvoir, s'il ne pouvoit que nous réduire en cendre, sans nous anéantir. En verité je ne vois pas là, un grand sujet d'orgueil ou de consolation pour les créatures, quand ce que disent les Sociniens seroit veritable.

M. Jurieu combat ensuite la providence, par le sentiment des Sociniens, qui refusent à Dieu la connoissance de l'avenir. Nous avons déja parlé de cette erreur : pour là conséquence que Mr. Jurieu en tire contre la Providence, il me pardonnera si je dis, qu'elle ne me paroit pas fort juste. Car comme l'avenir n'existe pas encore, il ne peut me causer ni bien ni mal. Ne suffit-il pas que Dieu connoisse tout ce qui est présent, qu'il puisse en disposer, comme un Souverain Maître, afin de diriger toutes choses à sa gloire & à mon salut, si je suis dans son amour.

Puis que nous parlons de la Providence, M. Jurieu m'instruira, s'il lui plait, sur des difficultez qui me paroissent fort considerables. Je supose que, selon le Systéme de Mr. Jurieu, la conservation n'est autre chose qu'une continuation de Création, parce que les momens du tems, n'ayant aucune liaison nécessaire l'un avec l'autre; Il ne sensuit pas de ce que je suis à ce moment, que je subsiste au moment qui suivra, si la même cause, qui me donne l'être pour ce moment, ne me le donne aussi pour l'instant suivant.

Cela étant posé, selon les principes de la Philosophie & de la Théologie de M. Jurieu; Il me semble qu'il faut conclurre, que Dieu fait tout, qu'il n'y a point dans toutes les Créatures de causes premieres, ni secondes, ni même occasionnelles. Il est aisé de le prouver: Car en ce moment où je parle, je suis, tel que je suis, avec toutes mes circonstances, avec telle pensée, avec telle action, assis ou debout: Que si Dieu me crée en ce moment tel que je suis, comme on doit necessairement le dire dans ce Systéme, il me crée avec telle pensée, telle action, tel mouvement, & telle détermination.

On ne peut dire, que Dieu me crée premierement, & qu'étant créé, il produise

duise avec moi mes mouvemens & mes déterminations. Cela est insoutenable, pour deux raisons. La premiere est, que quand Dieu me crée, ou me conserve à cet instant, il ne me conserve pas, comme un être sans forme, comme une espèce, ou quelqu'autre des Universaux de la Logique. Je suis un Individu, il me crée & me conserve comme tel, étant tout ce que je suis dans cet instant, avec toutes mes dépendances.

La seconde raison est, que Dieu me créant en cet instant, si l'on dit, qu'ensuite il produise avec moi mes actions, il faudra necessairement concevoir un autre instant pour agir. Car il faut être, avant que d'agir. Or ce seroit deux instans, où nous n'en suposons qu'un. Il est donc certain, dans cette hypothese, que Dieu fait tout, que les créatures n'ont ni plus de liaison, ni plus de rélation avec leurs actions, qu'elles en eurent avec leur production au premier moment de la premiere Création.

Cependant si cela est, quelles consequences, bon Dieu, n'en tirera-t-on pas ! Elles me font horreur. Il ne faut plus parler de liberté, de peché ni de vertu, de bien ni de mal, de peines ni de recompense. Quel abyme devant nos yeux ! On ne peut concevoir l'obligation, qu'on aura à M. Jurieu, s'il apprend à ceux qui suivent ce Systéme, à se tirer de ces épouvantables absurditez.

V. De la Matiére.

IL est vrai que les Sociniens ne croyent pas que la matiére, dont le monde a été formé, ait été créée de rien. M. Jurieu sait bien aussi qu'ils sont dans ce sentiment, parce que l'Ecriture Sainte ne dit rien de cette création. Au contraire elle nous donne l'idée d'une matiére préexistente, dans ces paroles de Moyse, quand Dieu créa les cieux & la terre; *Et la terre*, dit-il, *étoit sans forme & vuide*; & l'Auteur de l'Epître aux Hebreux, ayant sans doute ce passage de Moyse en vûë, dit que *les choses visibles ont été faites de celles qui n'a-paroissoient pas*: C'est le propre terme de Moyse, dans la Version des Septante. Il y a que la terre étoit *invisible*.

Gen. 1.

chap. 11.

M. Jurieu doit avoüer, que pour soûtenir, que la matiére ait été tirée du néant, il faut nous servir de nos raisonnemens, plûtôt que de passages de la parole de Dieu. Ainsi il me semble, que nous ne devons pas condamner ce principe des Sociniens, *que l'on doit joindre la raison avec la foi. dans l'explication de l'Ecriture*. Car il se trouvera, à bien conter tout, que nous nous en servons plus souvent que les Sociniens;

niens ; & que nous l'étendons sur beaucoup plus de passages de la parole de Dieu, qu'eux.

Cependant il me semble qu'on pourroit aisément leur faire recevoir nôtre Philosophie, en leur faisant bien comprendre qu'une puissance, qui agit par sa volonté, agit necessairement sur le néant. Mais ce n'est pas ici le lieu de nous y étendre. Il faut attendre que M. Jurieu descende dans la discussion du Systéme, qu'il nous donne dans sa premiére lettre.

M. Jurieu raille sur cette Matiére, parce qu'elle auroit été informe pendant une éternité. Il est pourtant vrai, à parler sérieusement, que nous nous perdons de vûe, dés que nous parlons de l'éternité. Qui est-ce qui conçoit clairement, que Dieu ayant été une éternité sans créer le monde, aura enfin aprés cette éternité commencé à le tirer du néant ? Je pourrois faire plusieurs autres questions, qui paroitroient autant incomprehensibles. C'en est assez, pour faire sentir la disproportion de cet objet avec nôtre esprit, & pour nous inspirer un esprit de sagesse, de modestie & de discrétion.

Des Anges & des Ames.

JE n'ai qu'un mot à dire des Anges, les Sociniens leur attribuent quelque Corps, parce qu'il est écrit, que *Dieu fait le Vent ses Anges & la Flamme de feu ses Ministres*, ce que l'Auteur de l'Epitre aux Hebreux applique aux Anges.

Ps. 104.

Chap. 1.

Les premiers Chrétiens ont eu la même opinion de ces Esprits Celestes. Tertullien dit, que *leur substance mince & subtile leur facilite l'entrée dans les hommes.* Irenée & Origene ont le même sentiment. Il semble que Justin Martyr ait crû, que ces Esprits se servoient de quelque aliment dans le Ciel.

Apolog.
Liv. 2 des Princ.
Dial. cum Tryp.

C'est assez de dire, que cette erreur vient de la source que nous avons déja remarquée, c'est à dire, d'une méchante Philosophie qui ne donnoit aucune juste idée d'un Esprit.

De cette même source sont sorties deux autres erreurs, à l'égard des Ames; l'une regarde leur spiritualité, l'autre leur donne un état d'assoupissement, aprés leur séparation d'avec les Corps. Il est vrai que cette idée s'accorde trés-mal avec la nature d'un Esprit, qui est *une substance qui pense.* Mais on ne parloit pas de la sorte en ces tems-là. On parloit de l'ame comme d'une forme substancielle

stancielle, & d'un Etre incomplet, peu capable d'agir sans corps. On joignoit à cette idée philosophique ce que l'Ecriture nous dit de la mort, quand elle en parle comme d'*un dormir*, dans le stile du Vieux & du Nouveau Testament. On y joignoit le raisonnement de Saint Paul, qui dit que *s'il n'y a point de resurrection nôtre foi est vaine*, contant pour rien la béatitude de l'ame séparée de son corps. En effet l'on peut dire, qu'il y entre autant de Philosophie, pour le moins, que de Théologie, dans ce que nous disons de cette béatitude.

1. Cor. 15

C'en est assez, ce me semble, pour pardonner aux Sociniens leur erreur. Qui voudroit raporter toutes celles des Peres, on en feroit un volume. Tertullien, Irenée, le vrai ou le faux Methodius ont crû, que les Ames gardoient la figure de leurs Corps, d'où vient qu'on les reconnoissoit dans leurs apparitions. Peut-on rien dire de plus puerile ?

de l'Ame c. 9. liv. 2 des Her. chap. 63.

Justin Martyr, dans son Dialogue contre Tryphon, raisonne comme si les ames des animaux & celles des hommes étoient créées séparement de leurs Corps.

Tous ont crû, qu'aprés la mort, les ames étoient enfermées dans un lieu souterrain, que l'ignorant Autheur des Sibylles, derive *d'Adam*, à cause que ce lieu est nommé en Grec *Ades*.

Liv. 2. contre les Nations. Lib. 2. de fals. Rel. cap. 12.

Il semble qu'Arnobe ait crû, que les ames des méchans étoient réduites au néant ; quoi que Lactance, que l'on croit avoir été son Disciple, ait enseigné le contraire.

Enfin je pose en fait, que si l'on n'épargnoit le Christianisme de ces premiers Docteurs de l'Eglise, à l'égard des Dogmes que leur philosophie & leurs imaginations avoient, ou inventez, ou corrompus : on pourroit en faire le plus monstrueux des Systémes. M. Jurieu le fait trés bien.

Les Chrêtiens ne sont pas meilleurs aujourd'hui, que dans ces premiers siécles. Ayons donc pour ceux qui vivent avec nous ; le même suport, que nous avons pour les morts. La diférence, qu'il y peut avoir, est en faveur des vivans. Car à l'égard des morts, il ne s'agit plus que de leur Doctrine, pour laquelle on peut être sevére jusqu'à l'excés. Mais pour les vivans, la Charité nous commande, d'avoir pour eux des égards, que l'on ne peut violer sans crime.

VIII. *De la Resurrection, des peines éternelles & de la connoissance des Anciens.*

JE veux, pour finir ce traité, raporter ici quelques autres questions, sur lesquelles il seroit aisé d'instruire les Sociniens ; ou ou elles traitent de dogmes, qui ne doivent point alterer les esprits, parce qu'ils ne sont d'aucune consequence.

Je mets au premier rang ce qu'il disent *de la Resurrection des Corps*, qu'ils nient devoir étre les mêmes & de la même matiére. Cela vient, à mon avis, de cette même Philosophie, qui distinguoit deux sortes de matiéres; une sublunaire essenciellement corruptible, & l'autre celeste & incorruptible. Ils ont crû que Saint Paul autorisoit cette distinction, au chap. 15. de la I. aux Corinthiens. Mais quand cette distinction de matiére sera détruite, comme cela est facile, il sera aussi aisé de les faire revenir de ce sentiment. Origene avoit eu à peu prés le même sentiment du Corps de Jesus-Christ, aprés sa resurrection. *L. 2. cont. Celsus.*

Ce qu'ils disent de l'*éternité des peines*, paroit plus considérable. Il est vrai qu'il est difficile de concevoir, que Dieu laisse souffrir éternellement de miserables créatures. A peine y peut-on penser attentivement, sans frémir. Chacun sait ce qu'en a crû Origene. On pourroit peut-être croire que si l'on n'établit pas une éternité de peines, on favorisera la licence des méchans: Mais la consequence ne me paroit pas fort nécessaire, parce que si un homme n'est pas émû ni attiré par l'esperance du Paradis; ce que l'Ecriture pourroit dire des peines de l'autre vie, éternelles ou

non,

non, tout cela ne fera pas grande impression sur un tel esprit. Je ne remarquerai pas qu'il ne faut point prendre à la rigueur ce mot d'*éternel*, toutes les fois que l'Ecriture s'en sert; que dans la pensée des Sociniens, ces peines sont nommées éternelles, parce que les méchans n'y verront jamais de fin; & que l'Ecriture nomme dans le Pseaume 74. les désolations de Sion; *des masures d'éternelle durée.* Aprés tout, nous ne pouvons rien changer au jugement de Dieu: Et d'ailleurs cette opinion ne diminuë point les motifs de la santification. J'ajoûterai, en passant, que tous les Sociniens ne nient pas la résurrection des méchans, quoi que M. Jurieu ne veuille pas le savoir.

La matiére m'oblige de mettre ici une refléxion, que j'ai faite plusieurs fois en moi-même. C'est qu'on parle à M. Jurieu de Dieu comme foudroyant, anathematizant, damnant tout ce qui ne recevroit pas son Systéme; son orthodoxie douce & paisible y donne son consentement sans peine, *Soit fait comme il est requis.* Il ne voit Dieu que du côté de sa justice. Parle-t-on de sa misericorde? doute-t-on de la damnation de presque tout le Genre humain? ne souscrit-on pas à ses arrêts, contre les quatre parties du Monde? Il crie *à l'Heretique*, & si le Magistrat secondoit ce beau zéle, Dieu sait ce qu'il en arrive-

roit

roit ! Cependant l'Ecriture nous décrit mille fois Dieu plus misericordieux, que juste ; M. Jurieu me feroit plaisir de m'aprendre, comment il accorde ces expressions avec son humeur.

Il ne me reste plus à considérer de toutes ces petites erreurs, que la pensée des Sociniens, *sur la connoissance que l'on donne aux Anciens sous la Loi* ; ce qui ne me paroit pas de plus grande utilité, que la question que nous avons avec l'Eglise Romaine, touchant les Limbes des Peres.

Néanmoins pour dire à Mr. Jurieu les doutes que j'ai sur le trop de connoissance qu'on leur attribuë ; je remarque premiérement, que la lecture de la Loi & des Prophetes, si j'en sépare la clarté que le nouveau Testament y verse, me met dans l'esprit des idées confuses & énigmatiques de la redemption & de la resurrection, que je ne puis déchifrer. Je remarque en particulier sur la résurrection que les Saducéens ne la croioient pas ; & que Jesus-Christ la voulant prouver, employe ces paroles, *je suis le Dieu d'Abraham*, où sans son authorité, nous ne l'y verrions pas encore aujourd'hui. S'il y avoit des preuves plus claires, pourquoi le Seigneur Jesus ne s'en est-il pas servi ? Les Pharisiens ne s'estoient pas aussi aperçûs de cet argument. Plusieurs Savans croient, que ces Pharisiens tenoient la Metempsycose, c'est-à dire, la transmigragration d'un ame d'un corps dans un autre. Comment accorder cette idée, avec celle de la resurrection, puis qu'une seule ame, aura été unie avec plusieurs corps? Si nous remontons plus haut, combien de passages trouveroit-on dans Job, qui paroissent contraires à l'idée de la resurrection. On trouve dans les Pseaumes plusieurs endroits, qui non-seulement s'accordent difficilement avec la connoissance de la resurrection : mais qui semblent même incompatibles, avec l'Etat d'une ame pénetrée du sentiment de la gloire de Dieu, dans son Paradis. On lit au Ps. 6. *Il n'est point de mémoire de toi dans la mort, qui est-ce qui te celebrera au Sepulcre?* Dans un autre, *quel profit y aura t-il en mon sang, si je descens dans la fosse? La poudre te celebrera-t-elle, prêchera-t-elle ta verité?* & ailleurs *feras tu des miracles envers les morts? ou si les Trépassez se releveront pour te celebrer?* Chacun sait que ces interrogations valent des négations. *Racontera-t-on ta gratuité au sepulcre? & ta fidelité au tombeau? connoîtra t-on tes merveilles dans les tenebres, & ta Justice dans un Pays d'oubli?* Mr. Jurieu obligera quantité de bonnes ames, je l'assure, de leur donner la clef de ces paroles. J'ajouterai que la plus grande partie de l'Antiquité a cru, que la promesse de la vie éternelle étoit propre au Nouveau Testament.

Ps. 30.

Ps. 88.

Je

Je remettrai à un autre fois l'examen de ce qui nous reste du Tableau du Socinianisme, quand j'aurai mieux connu l'ordre, que Mr. Jurieu veut suivre, pour ne point tomber dans d'ennuyeuses redites.

On peut conclurre de tout ce que nous avons examiné, dans ce petit traité, du moins jusqu'à ce que nous soyons mieux instruits par Mr. Jurieu, 1. que le principe des Sociniens, touchant la droite raison & la foi, est trés-véritable. 2. Qu'il y a plusieurs questions sur la nature de Dieu, où nôtre esprit borné ne peut rien comprendre, & à l'égard desquelles on se doit charitablement un mutuel suport, communiquant nos lumiéres avec douceur : outre que ces erreurs ayant pris naissance d'une mauvaise Philosophie, ou de quelques paroles de l'Ecriture trop prises à la lettre ; on doit espérer des lumiéres de nôtre Siécle, qu'un habile Socinien y renoncera sans peine, ou plûtôt qu'il les a déja abandonnées.

Il n'y a que la question *des futurs Contingens* ; sur quoi il est nécessaire de leur donner une plus juste idée de la connoissance de Dieu, suivant ce que tant de Propheties, & tant de prédictions nous la doivent faire concevoir.

Dieu

Dieu veuille amener nos pensées captives à son obeïssance, & nous inspirer à tous l'humilité & la charité, les plus grandes vertus du Christianisme.

F I N.

REFLEXIONS
SUR
L'AVANT-PROPOS
DE LA
III. LETTRE DE M. JURIEU,
touchant le Tableau du Socinianiſme :

Pour être jointes au premier Traité de l'Avis ſur ce Tableau.

MR. Jurieu a beau faire, je ne ſerai jamais ſon ennemi. Mais puis qu'il a voulu ſe former cette idée ; il devoit, ce me ſemble, entrer en combat, d'une maniére mieux réglée. Il attache l'eſcarmouche par tout où il peut, & où il a crû, qu'il y avoit dequoi faire le coup de piſtolet. En un mot, il paroit avoir ſouvent repaſſé dans ſon eſprit, ce qu'il y avoit à dire, ſur les difficultez que je lui avois faites ; Car il releve les moindres choſes, au commencement & à la fin de ſa Lettre. N'ai-je pas ſujet de croire, qu'ayant voulu me faire connoître, qu'il pouvoit me mettre en poudre, s'il vouloit, il a dû choisir, dans cette épreuve de sa force, les coups les plus portans & les plus sensibles.

On peut diviser les pensées de M. Jurieu en deux classes. L'une contient quelque petite réponse, sans injures; L'autre beaucoup d'injures, sans réponse. Ecoutons le.

J'avois dit sur l'article de la Providence, que les Sociniens en parloient comme nous. J'avois marqué les endroits, & cité leurs paroles. C'étoit faire tomber M. Jurieu en contradiction avec eux... Que répond-il à cela? *Il veut*, dit-il, parlant de moi, *que nous nous payons des beaux mots, & des grandes expressions des Sociniens, sur la Providence.* Il est vrai, je le veux, parce que je n'ai point d'autres moyens, de connoitre les sentimens d'un homme, que par ses paroles. Si M. Jurieu a le secret de sonder les cœurs, comme de prédire l'avenir, il doit savoir aussi que ce privilége lui est propre & singulier.

Pag. 100. (margin, beside the preceding paragraph)

Pag. 100 *Il faut*, ajoûte-t-il, *que cet Auteur voye bien clair, d'appercevoir comment un Dieu, qui ne sait pas les événemens à venir, les peut diriger. Dans quelques jours il se donnera une bataille, Dieu n'en sait rien, &c.* J'ai l'esprit fort borné, & je cherche à m'instruire & à voir clair, par les lumiéres de M. Jurieu. Mais il me semble, que la direction des événemens, ne se pouvant faire, avant leur existence: On ne détruit pas la Providence, pour ôter à Dieu la connoissance des futurs contingens, parce que connoissant tout ce qui est, il le dirige, comme il lui plait. M. Jurieu peut-il dans un jour de bataille, afin de suivre son exemple, interesser la Providence plus, que pour donner

ner là Victoire, à qui il lui plait ? Je ne vois pas, que l'on puisse rien dire de plus fort. C'est pourtant ce que les Sociniens disent. Car il est certain, que quand même on supposeroit, que Dieu n'auroit pas connu de toute éternité, que cette bataille se donneroit un tel jour : le sort des armes ne seroit pas moins de la dépendance de Dieu, & sous sa direction. Il faut avoir l'esprit aussi pénétrant que M. Jurieu, pour appercevoir, dans cette doctrine, *une contradiction qu'on peut appeller folle*.

Du reste, M. Jurieu n'a pas jugé à propos, de dire un mot des difficultez que je lui avois faites, sur son Systéme. Je ne m'en étonne pas, peut-être qu'il n'en sent aucune, & qu'il les regarde comme des tentations d'un *esprit gâté* ; parce qu'il dispose de son cœur, comme il lui plait.

J'avois encore crû trouver une contradiction, entre ce que M. Jurieu dit, du sentiment des Sociniens, sur les passions de Dieu,& ce qu'ils croyent veritablement. J'avois cité des passages de Crellius, qui *avoient éblouï des gens sages*, à ce que dit M. Jurieu. C'est dequoi il s'étonne fort. Car en effet, n'est ce pas un peché mortel de douter de l'infaillibilité de M. Jurieu ? Son ouvrage sur l'Apocalypse, ne lui a-t-il pas acquis un droit de prescription contre les incrédules ? C'est en vertu de ce droit, qu'on ne peut douter des miracles qu'il voit, sans être *Impie & Athée*. La charité de M. Jurieu ne peut trouver de termes plus doux. Il faut donc avertir le Public une bonne fois, afin qu'il soit notoire à tous, que les gens sages, ne doivent pas se laisser éblouir,

 par

par toutes les contradictions, que l'on découvre entre les sentimens que M. Jurieu impose aux Sociniens, & ceux qu'ils ont veritablement, & qu'ils enseignent à la vûë de toute la terre. Il faut que ces gens sages, ne croyent pas voir, ce qu'ils sont persuadez de voir, parce que s'ils agissoient autrement, ils causeroient de la surprise à M. Jurieu. Peut-on s'imaginer quelque chose de plus funeste?

M. Jurieu avoit dit que le Dieu des Sociniens *avoit ses émotions & ses passions, toutes telles que les passions humaines, excepté qu'elles sont mieux réglées.*. J'ai fait voir que Crellius veut, *que l'on separe de tous les actes de la volonté divine, tout ce qui est impur, tout ce qui sent l'imperfection, ou l'imbecillité.* On ne peut parler plus saintement de la Divinité.

M. Jurieu, pour nous donner quelqu'idée de la puissance de Dieu, selon la Theologie Socinienne, s'étoit servi de cette grossiere comparaison, d'*un homme qui pousse la roüe d'un chariot avec l'épaule.* J'ai marqué les endroits où les Sociniens parlent de cette puissance de Dieu, comme nos Réformateurs. Je l'avois prié de m'indiquer, où il avoit pû prendre cette idée. Il a jugé à propos de n'en rien dire, qu'on en croye ce que l'on voudra.

M. Jurieu ne cesse de dire, ou d'insinuer dans toutes ses Lettres, que les Sociniens n'ont aucune estime pour la parole de Dieu. *Les Sociniens, dit-il, n'ont gueres plus de respect pour le Nouveau Testament, que les Mahometans.* *Lettre 3. p. 106.*

J'ai cité dans le second Traité assez de passages convaincans, sur le profond respect qu'ils ont pour les Oracles Sacrez, comme les autres Chré-

Chrétiens. Nous le prouverons encore quelque jour plus expressément, s'il plait à Dieu. Car enfin M. Jurieu est si outré, qu'il oblige & contraint le monde, de s'arrêter où l'on ne voudroit pas. On verra comment cela lui réussira.

Toûjours bien, dira M. Jurieu. Car les gens sages, ne se laisseront pas persuader, qu'ils voyent ce qu'ils voyent de leurs propres yeux. Pourquoi tant de reserve & tant de contrainte? De peur de *causer quelque surprise* à M. Jurieu, & d'alterer la tranquilité de son ame, & la profonde securité, où le met le sentiment qu'il a sans doute de l'infaillibilité de ses lumieres.

Pour les injures sans réponse; c'est le fort „ de M. Jurieu; toutes mes lumieres naturelles „ sont ostées, ce n'est que par un prejugé fa„ vorable, qu'on peut m'accorder, un peu „ de sens commun. J'ay l'esprit fort gaté, je „ suis un Socinien, quoi que je déclare que „ je ne le suis pas. J'ay un grand commerce „ avec les ennemis du Christianisme, quoi que „ je puisse assurer devant Dieu, que je ne con„ nois personnellement aucun Socinien, qui „ sont les Ennemis du Christianisme, selon „ M. Jurieu. Enfin, je n'ay selon lui *ni since„ rité, ni sens commun dans les difficultez* que je fais. Les hommes sages peuvent juger, s'il y a un peu *de sens commun* dans ce que je dis, quoi que je ne me pique pas d'être un grand genie. Pour *la sincerité*, Dieu connoit mon cœur mieux que M. Jurieu, c'est à lui à qui j'ai à en rendre conte.

Toutes ces injures, que je pardonne de bon cœur à M. Jurieu, n'empêcheront pas, que je

 n'aye

n'aye toûjours en vüe, ses grandes qualitez, pour ne perdre jamais l'estime, que je veux avoir pour sa personne.

Mais il trouvera bon, que je me justifie sur deux choses dont il m'accuse. La premiere, d'être *un Calomniateur*, quoi qu'il me justifie lui-même de cette accusation. J'ai parlé de sa fuite, & j'avoüe que *sa forest* & *ses hibous* m'ont arraché, malgré moi, le mot de *lievre* & de *fuite*. Je pourrois encore dire, que j'ai voulu prévenir cette idée qui sautoit aux yeux, afin de la mettre hors d'usage, en la faisant vieillir. Mais M. Jurieu ne m'en croiroit pas. Voyons donc, en quoi je suis un *Calomniateur*, est-ce parce que j'ay parlé *de la fuite* de M. Jurieu ? Je voudrois bien savoir, si l'on nomme autrement la retraite d'un Ministre, qui quite son Eglise; parce qu'il voit de loin la persecution, & que le bruit court qu'on lui veut susciter quelqu'affaire. Il n'a receu ni assignation, ni adjournement personnel, ni prise de corps. Il n'a subi ni interrogatoire, ni confrontation de témoins, ni sentence, ni arrest. Il ne sait ce que c'est de prison, ni de conciergerie ? On dit seulement, qu'il y a quelque chose à craindre pour lui. Sur ce bruit il abandonne une Eglise, qui ne pût remplir sa place. On m'obligera de m'aprendre, ce que c'est qu'une *fuite*, si ce n'en est pas là une. Si l'on veut inventer de nouveaux mots, en faveur de M. Jurieu, je ne m'y opose pas. Mais il faut me les faire connoitre, avant que je puisse m'en servir.

L'autre Calomnie, dont il m'accuse, est, de lui avoir attribué ces paroles, *qu'on doit accorder le pardon de sa fuite au merite de ses ouvrages*.

M.

M. Jurieu me pardonnera, s'il lui plait, si je dis qu'il se trompe de croire que je lui aie attribué ces paroles; si je l'avois fait je les aurois distinguées par un autre caractere, & j'aurois marqué à la marge, le lieu où je les aurois luës. Je n'ay donc voulu attribuer à M. Jurieu autre chose, que le sens de ces paroles. En quoi il n'y a pas la moindre Calomnie, puis que c'est formellement, ce qu'il a voulu faire entendre, par les reflexions qu'il a faites, sur la retraite de Jaques Fabri, & ce qu'il avoüe dans l'endroit même où il me traitte de *Calomniateur*, *peut-être*, dit-il, *que le dessein de parler & d'écrire librement y a eu sa bonne part.* Que veut dire cela, je vous supplie? Est-ce que nous sommes tous sourds? Si M. Jurieu parle, faut-il traiter de *Calomniateurs*, ceux qui comprennent ce qu'il veut dire?

Aprés tout, je déclare, que ces incidens sont si contraires à mon humeur, parce que je les trouve opposez au Christianisme, que je voudrois de tout mon cœur, n'en avoir jamais parlé. *C'en est trop*, pour me servir des termes de M. Jurieu, *& je suis trompé si j'y retourne.*

Il seroit à souhaiter pour l'honneur de M. Jurieu, qu'il se justifiât aussi bien, de l'accusation qu'il me fait si souvent d'être *un Socinien*, contre la déclaration que j'ai faite de ne l'être pas. Je lui pardonne ces premiers mouvemens, & je veux lui donner tout le tems qui lui est necessaire, pour chercher ses preuves. S'il en a la moindre, je consens de passer pour un Scelerat, qui auroit eu l'insolence de mentir à Dieu & aux hommes. Si M. Jurieu n'a aucune raison de croire, que je sois Socinien, comment veut-il que nous parlions de lui? Je ne dirai pas qu'il soit un Calomniateur, Dieu me le défend. Mais je traiterai cette accusation qu'il a conçûe en ces termes; *Cet ouvrage servira à faire voir, combien sont justes nos soupçons, & combien il est vrai que CES TOLERANS SONT VRAIS SOCINIENS.* Je traiterai, dis-je, cette accusation, de *méchante*, & de *noire imposture*, si M. Jurieu ne la prouve, dequoi je le défie.

1. Il prétend le montrer à la fin de sa Lettre, c'est à dire, aprés y avoir bien pensé, par l'exemple que j'ai aporté, de *trois personnes Divines ne faisant qu'un seul Dieu.* J'ai dit, que cette proposition ne paroissoit pas compréhensible, & que lors qu'un objet n'est pas plus accessible à la raison par toutes ses faces, que cet objet ne l'est par cet endroit, *Il semble qu'être au dessus de la raison en ce sens, soit être entierement inaccessible à la raison, ce qui ne differe que de mots, avec, être contre la raison.* Si M. Jurieu vouloit relever cet endroit; il ne pouvoit le faire raisonnablement qu'en deux maniéres. Ou en montrant, que cette proposition *de trois personnes en une seule Essence*, n'étoit pas inaccessible à la raison: ou en faisant voir, qu'encore que cela fût inaccessible à la raison, cela étoit néanmoins fort different d'être contre la raison.

Il a plû à M. Jurieu de ne faire ni l'un, ni l'autre. Il a mieux aimé se tirer d'affaire par une grosse injure: *Voilà*, dit-il, *un Socinianisme bien caché sous un*, *IL SEMBLE.* M. Jurieu ne sera peut-être pas si heureux, qu'il se le promet, dans ses accusations de Socinianisme, pour y retomber si souvent. Quoi-qu'il en soit, l'édification que je dois au Public, me contraint malgré moi, de faire voir la témérité des soupçons & des consequences de M. Jurieu. Ses pensées vont si vîte, de son cabinet chez l'Imprimeur, que s'il n'y prend garde de plus prés, je le vois en danger de se méprendre trés-souvent.

Ne devoit-il pas voir que je lui proposois des doutes, non avec un *esprit gâté*, comme il dit, mais avec un cœur trés-susceptibles des impressions de la verité, s'il eût voulu m'instruire. Sera-t-il donc bien fondé à dire, de toutes les difficultez que je lui proposerai dans la suite, que je suis tantôt Juif, tantôt Mahometan, & tantôt Athée? Quelle patience, ne pousseroit-on pas à bout, avec de semblables injustices? Il faut la mettre cette injustice, dans tout son jour. Suposons, que quelques-uns des argumens de Lucrece, contre l'immortalité de l'ame, & contre la Providence, m'ayent mis dans quelqu'embarras. Je cherche à m'instruire, & M. Jurieu, trés-propre pour cela, m'en fournit l'occasion. Je lui propose mes difficultez, avec tout le jour & toute la vrai-semblance, que je puis leur donner, afin que ses instructions soient plus solides, & plus efficaces pour mon repos. Approuvera-t-on M. Jurieu, quand pour toute réponse, & pour tout enseignement, il m'appellera Epicurien & Athée? C'est justement, ce qu'il fait ici. Je lui propose, par incidence, une difficulté au sujet du mystére de la Trés-Sainte Trinité. Je prens toutes les précautions imaginables, pour ne point quitter l'air de doutes, que je leur donne, me servant toûjours de ces termes, *il me semble*. Tout cela ne ne peut calmer la bile de M. Jurieu, d'abord aux injures : *Voila un Socinianisme bien caché sous un, Il me semble.* Que dira-t-il donc, quand je lui proposerai les raisons des Sociniens, contre ce grand Mystére ? En verité tant de fiel ne doit pas entrer dans l'ame des devots.

Mais il y a encore une raison particuliére, du choix que j'ai fait de cette proposition, *de trois personnes en une seule essence.* C'est que l'Ecolé, ne prétend pas, que cette these soit inaccessible à la raison. Chacun sait qu'on s'efforce de prouver le mystére de la Trinité *philosophiquement*, si l'on peut user de ce mot ; & particuliérement M. Jurieu, qui croit ce mystére aussi facile à la raison, que les trois dimensions du corps, la longueur, la largeur, & la profondeur, comme cela a été proposé dans les Nouvelles de la République des Lettres. C'est sur quoi on vouloit faire parler M. Jurieu.

Il semble qu'il ait changé d'avis, & que ne prétendant plus soûtenir ce mystére, par la raison, il se retranche uniquement dans l'Ecriture Sainte. C'est un bon fort, nous voulons l'y laisser, jusqu'à ce que nous puissions examiner, ce que la révélation nous aprend de ce Saint Mystére, separément de ce que la Philosophie y a joint.

2. M. Jurieu m'accuse d'être Socinien, parce que je fais paroitre du chagrin, de ce qu'il rend le Socinianisme ridicule. Ma consolation est, que si je suis Socinien par cette raison, je le serai en bonne compagnie, & avec tout ce qu'il y a de gens judicieux & senсez, qui ayent lû ses Lettres. Je plains M. Jurieu, d'avoir si peu de veritables & de fidéles amis ; puis qu'il n'a pas encore été averti, qu'aucune personne raisonna-

nable n'approuvoit ses enjoüemens. On pourroit même lui dire, que plus on prend d'interêt à sa réputation, plus on a de chagrin, de la voir tant exposée dans ses derniers ouvrages.

3. M. Jurieu parle encore des Sociniens, qui nient la résurrection des méchans, comme de tout le Corps des Sociniens, & dit de ceux qui ne la nient pas, que ce sont seulement des gens qu'on tolére. J'avois dit dans la seule vûë d'avertir M. Jurieu: *J'ajoûterai en passant, que tous les Sociniens, ne nient pas la résurrection des méchans.* Mais au lieu de faire son profit de cet avertissement, il me raille en grondant: *On voit*, dit il, *qu'il s'intereße beaucoup en l'honneur de cette Religion.* Il est vrai, je m'interesse beaucoup à la justice & à l'équité, qui ne veut point qu'on impute à personne, les dogmes qu'il n'a pas. Je m'interesse au salut de mes prochains, pour qui Jesus-Christ est mort. J'aime à les instruire charitablement, au lieu de les accabler par mille ..... Je ne veux pas le dire, & je ne sçai comment m'exprimer. Le Lecteur, remplira, s'il lui plait, ce vuide, comme il le jugera à propos. *Pag. 99.*

Continuons à ouïr M. Jurieu se divertir à mes dépens. *Il veut que nous facions un merite aux Sociniens, de ce qu'ils tolerent entre eux des gens, qui ne nient pas la résurrection des méchans.* Non, je ne le veux pas: Mais je voulois faire sentir à M. Jurieu, sans le lui dire, qu'il en imposoit aux Sociniens. Et puis qu'il reçoit si mal les avis qu'on lui donne, & qu'il me met dans la dure necessité de lui parler François; il me pardonnera, si je dis, qu'il ne paroit presque pas, qu'il ait lû les Livres des So-

Sociniens ; contre qui neanmoins, il s'est avisé d'écrire. Cela est assez clair, à en juger de l'endroit où nous sommes, sans aller ailleurs. Il avoit dit généralement que les Sociniens nioient la résurrection des méchans. Je l'ai averti, doucement, que cela n'étoit pas. Il revient à la charge, & me veut faire un crime de mon avis, parce qu'il se veut imaginer, que les Sociniens, qui croyent cette résurrection, ne font qu'un trés-petit nombre de gens, que l'on tolere. Pour moi je lui soutiens, que la résurrection des méchans, & les peines qu'ils souffriront aprés leur résurrection, est le sentiment le plus commun des Sociniens. Voila M. Jurieu bien étonné, & comme je ne cherche point de querelle avec lui, je veux bien le prévenir, afin qu'il ne se hazarde pas de le nier à sa confusion, & lui apprendre, que c'est le sentiment de Crellius, de Schlichtingius, & du Baron de Volzogue. L'un d'eux, va même beaucoup plus loin & assure, que ceux, qui ne croyent pas la résurrection des méchans, n'ont qu'une foi fort imparfaite. Croyez en aprés cela M. Jurieu sur sa parole, de peur de lui causer quelque surprise ! Nous parlerons, plus amplement de cette matiere, quand nous traiterons des peines du peché, & nous ferons voir, qu'il n'y a pas grand mal, à parler de ce dogme des Sociniens, comme de *petites erreurs*; quoi que j'aye dit formellement, que cette erreur me paroissoit plus considerable. Et M. Jurieu se trompe encore, quand il met sur mon conte, la négation de la prescience infinie de Dieu, au rang des petites erreurs. Car je l'ay expressément distinguée des autres, à la fin de mon premier Traité, & j'ai dit sur cet article

In Cap. 5. Joan. & cap. 2. Epist. ad Rom.

que

que l'erreur des Sociniens étoit sanscomparaison plus grande.

4. M. Jurieu dit, qu'il ne craint pas, que *les couleurs que je répans sur le Socinianisme en imposent à bien des gens.* Ce n'est pas aussi mon dessein d'en imposer à personne, Dieu le sait. Je veux uniquement servir à l'éclaircissement de la verité, s'il plait à Dieu. Si je donne de fausses couleurs au Socinianisme, que M. Jurieu me redresse, je lui aurai toutes les obligations. Si ce que je dis est vrai, il devroit en faire son profit, au lieu de s'irriter contre moi. Cependant sa colére va jusqu'à lui faire dire ces paroles. *Le Public aura sans doute une vraye douleur, de voir que l'hérésie est montée à tel point de hardiesse, qu'elle ose se découvrir sans détour & sans façon.* Que veut dire cela, je vous suplie? Ne diroit-on pas que j'aye commis quelque crime énorme? Quelle pieté, bon Dieu! Crier, crucifie, crucifie, parce qu'on lui fait quelques difficultez qui l'embarassent. M. Jurieu ne rougit-il pas, d'un procédé si indigne d'un Chrétien & d'un Docteur. Il donnera bien plus de force au Socinianisme que moi, par la belle methode, avec laquelle il croit le combattre. Je n'ai aucun dessein de troubler l'Eglise de Dieu. J'aimerois mieux perdre la vie mille fois. Dieu qui connoit ce qu'il y a de plus secret dans mon cœur me fera la grace quelque jour, de pouvoir découvrir mes bonnes intentions, en les faisant servir à la paix des veritables Chrétiens. J'espere de faire voir, qu'il y a des questions, où l'on se bat sans se connoitre, ni s'entendre, d'autres où la dispute ne roule que sur des mots, d'autres enfin qui sont plus de la Philosophie, que de la Theologie. Et quand nous connoîtrons

trons clairement les disputes où il y a beaucoup de realité & de solidité, je prétens m'y arrêter à les éclaircir, selon mes forces; & je sollicite encore une fois M. Jurieu à s'unir avec moi, dans ce dessein. Je n'ai aucuns matériaux amassez, comme le dit M. Jurieu, qui veut penétrer tout. Car, qui se seroit jamais imaginé qu'on auroit imputé aux Sociniens, les dogmes que M. Jurieu leur attribuë? Il faut que ces pauvres gens soient fort paisibles, de n'avoir pas encore fait traduire en François leur Catechisme, qui seul pouvoit les justifier de cent accusations, que M. Jurieu leur fait. Au reste j'avoüe, que je ne comprens pas, où M. Jurieu veut aller, peut-être que la quatriéme lettre prouvera, que les Sociniens sont pires, que les Démons. C'est pourquoi je ne hâterai point mon retour, autant que j'aurois pû faire. Je veux laisser dire à M. Jurieu tout ce qu'il a medité sur cette matiere, afin qu'en l'examinant à mon tour, nous puissions la considerer, dans toutes les vües de M. Jurieu.

Il s'étonne fort que je me cache. Il faut que je lui dise, que j'ai été long-tems dans le dessein de lui écrire directement sur les difficultez, que je propose aujourd'hui. Ce qui m'a retenu a été, que j'étois assûré, que M. Jurieu n'auroit pas pris la peine de m'instruire, comme j'aurois dû l'esperer. Mais l'occasion s'étant presentée d'elle-même si belle, & son dessein l'y conduisant naturellement, je n'ai pas voulu la laisser échaper. J'ai crû même que l'honneur de la verité l'exigeoit de moi. Cependant M. Jurieu ne veut pas me répondre, parce que je me cache. Que fait cela à l'instruction du Public, & à la nature de mes dificultez? Mon nom les rendroit-il plus fortes & de plus haute consequence? Au contraire, le nom d'un Auteur porte toûjours avec lui quelque préjugé, qui empêche de juger de l'ouvrage par lui-même. M. Jurieu signe ses lettres, afin d'amener les pensées captives à son obéissance. Pour moi je me cache, afin qu'un nom sans éclat, ne rebute pas les Lecteurs. Et il est fort surprenant, que M. Jurieu s'étonne que je me cache, puis qu'il regarde comme un crime l'ouvrage que je fais, & la liberté que je prens de lui proposer quelques difficultez. Car il en parle comme d'*une hardiesse qui ose se découvrir sans détour & sans façon*. Il veut que le Public en ait *une vraye douleur*. Et moi je l'assûre qu'il doit en avoir de la joye; le tems fera connoître, qui de nous deux a raison.

J'ai oublié d'avertir le Lecteur, que je n'ai pas crû devoir relever ce que dit M. Jurieu à la fin de sa Lettre, où il exerce son bel esprit, sur le, *Je ne comprens pas cela*, parce que ceux, qui auront bien compris ce que j'ai dit dans mon premier Traité, de la distinction ordinaire, *d'être au dessus de la raison*, ou *d'être contre la raison*, & l'exemple de la résurrection que j'ai allegué, jugeront aisement d'eux-mêmes, que cela n'en valoit pas la peine.

Enfin, pour finir par où M. Jurieu a commencé sa lettre, il déclare que je ne le ferai point changer de route, & qu'il me laisse le champ libre, pour répondre moi-même, comme je m'en suis vanté. Oui, s'il plait à Dieu, je tiendrai ma parole, quand il sera tems, c'est à dire, quand nous aurons vû le Systéme des Sociniens, épuré de toutes les ordures dont M. Jurieu le couvre. J'ai voulu imiter Junius & M. Desmarets,

rets, qui ont raporté les propres paroles des Sociniens, pour faire voir qu'ils ne leur imputoient rien.

Mais est-il possible, que M. Jurieu ne veuille pas répondre? Peut-être a-t-il pris cette résolution dans sa colére, & qu'il s'en est déja repenti? Donnons-lui le tems de le faire. Il n'est pas possible, qu'il n'ait quelqu'ami assez généreux, pour lui représenter, que le ridicule qu'il met de sa propre invention, sur le Socinianisme, ne lui fera point d'honneur, si l'on en croit la voix publique. Il seroit bien plus digne de M. Jurieu, de répondre gravement aux raisons des Sociniens, *puis que cet écrit fait voir, combien il est necessaire de combatre un mal, qui prend de si grandes racines.* Ce sont ses propres paroles. Il faut esperer qu'il se laissera peut-être émouvoir, par quelqu'un qui lui représentera, „ qu'il a lû les ouvrages des Sociniens, depuis „ que M. Jurieu avoit formé le dessein de les „ combatre, qu'il s'est hazardé à concevoir les „ raisons & le Systéme de ces gens, assûré qu'il „ étoit, que la victoire est toûjours attachée à „ sa plume; Mais qu'il trouve, que ce n'est pas „ assez de railler, pour leur répondre, qu'on „ croira peut-être, comme chacun a ses enne- „ mis, qu'il n'a rien de raisonnable à lui repli- „ quer. Aidez-moi, lui dira-t-il, aidez-moi, „ mon incomparable Docteur, ces fausses „ lueurs m'éblouïssent,

Ut vidi, ut perii, ut me malus abstulit error.

J'atendrai l'effet d'une remontrance à peu prés semblable, sans prendre M. Jurieu au mot, δεύτεραι φροντίδες σοφώτεραι; Les délibérations les plus meures, sont toûjours les plus sages.

FIN.

AVIS SUR LE TABLEAU DU SOCINIANISME.

SECOND TRAITE'.

De l'état de l'Homme créé.

MR. Jurieu va trop vîte pour moi de beaucoup. Je sens mes foiblesses. Je sçai trés-bien ce que je puis, *Quid ferre recusent, quid valeant humeri.* Il faut donc le laisser courir, & nous contenter de le suivre de vûe, pour le rejoindre avec le tems.

Il y avoit lieu d'esperer, qu'il employeroit encore une lettre, tout au moins, pour prouver démonstrativement la fausseté de quelque dogme d'importance, reçû & crû par les Sociniens. Il en avoit assez dit, pour croire qu'on exigeroit quelque preuve de la vérité du Systéme qu'il leur impute. S'il eut consulté ses amis, ils lui auroient dit

 sans

sans doute, que ses peines n'auroient pas été mal employées. J'ai vû beaucoup de personnes, qui n'ont aucune connoissance du Socinianisme, & qui néanmoins n'en peuvent croire M. Jurieu sur sa parole, ni se persuader, que ce Systéme soit tout à fait tel, qu'il le représente. Ils disent qu'il y paroît un peu trop de colére & d'emportement, & que M. Jurieu, avec ce feu qui lui est ordinaire, pourroit peut-etre, quoi que de bonne foi, en avoir dit plus qu'il ne devoit.

Il n'importe, M. Jurieu va son train. Ces doutes passent dans son esprit, pour des incréduliter punissables, qui sentent un peu le fagot. La Saine doctrine exige, qu'on croye de foi, que le plan du Socinianisme qu'il vient de nous donner, est dans la derniere exactitude; & que son humeur charitable le porte naturellement à diminuer les erreurs qu'il entreprend de combattre, bien loin de les exagerer. *Nous venons*, dit-il, *de vous donner dans nôtre premiere lettre, une juste idée de l'hérésie Socinienne. Mais cela ne sufit pas, pour vous en faire connoître toute l'impureté. C'est pourquoi il faut à present vous prouver, comment cette malheureuse Secte, ruine par ses opinions toutes les grandeurs, & toutes les beautez du Christianisme.* Nous lui dirons sur la fin un petit mot de sa lettre, jusqu'à ce que nous nous puissions revoir avec plus de loisir.

J'ai déja examiné dans le Traité, qui a vû le jour, plusieurs matiéres en foule, parce que

que je voulois me hâter, de venir à des points de plus haute importance. Et comme quelques-uns de mes amis m'ont dit, que je ne devois point me précipiter; parce que les matiéres que je traitois étant nouvelles à la plûpart du monde, on ne pourroit les entendre, si je n'en parlois qu'à demi mot. Je me suis rendu à leur avis.

Je commence aujourd'hui par l'examen *de l'état d'Adam dans l'innocence.* Je n'avois pas eu la pensée de toucher cette question, elle n'est d'aucune importance. J'aimerois autant entreprendre la carte d'un pays, vouloir marquer les ruisseaux, les riviéres, les villes & les villages, la police du gouvernement, quoi qu'on ne connoisse tout au plus de tout ce pays, que les côtes, qu'on croiroit avoir découvertes, avec des lunettes à longue vûë. C'est pourtant le malheur, pour ne pas dire, le naturel des Theologiens, de ne pouvoir parler paisiblement dequoi que ce soit. Il faut sonner la charge sur tout, *Tros Rutulusve fuat*, Il faut baisser la lance, contre tout ce qui ne s'accorde pas avec nos conjectures, comme s'il s'agissoit de la conservation de Jerusalem, & de son Temple.

J'ai été contraint de parler de la condition du premier homme, par l'article septiéme de la premiére lettre de M. Jurieu: parce qu'il s'étend sur ce sujet, il presse, il pousse les misérables Sociniens, avec un furieux enjoüement. On me dispensera de le transcrire, il sera plus facile, de le relire dans l'original.

Les crimes dont M. Jurieu charge les Sociniens à l'égard d'Adam, se réduisent à quatre chefs, 1. Qu'il n'avoit point de justice originelle. 2. Que c'étoit *un pauvre sot, un ignorant & une bête*. 3. Que l'Image de Dieu, avec laquelle il avoit été créé, consistoit *sur tout dans la domination que Dieu lui assigna sur toutes les natures inferieures*. 4. Qu'il n'étoit pas immortel. C'est une merveille, que M. Jurieu ne nous ait pas animez, à venger l'affront que les Sociniens font à nôtre commun Ayeul.

Pour mieux juger de l'horreur qu'on doit avoir pour le dogme des Sociniens, je veux raporter ici, ce qu'en disent les Catholiques Romains & les Réformez. Ceux qui seront sans erreur, jetteront la premiere pierre.

La Doctrine de l'Eglise Romaine sur l'état d'innocence.

L'Eglise Romaine croit, qu'Adam, à le considérer dans les seuls principes de la nature humaine, étoit dans le même état, dans lequel les Enfans naissent aujourd'hui, avec les infirmitez morales de la chair, c'est à dire, avec le penchant qu'elle a au peché; que sa droiture & sa justice, qui le rendoient Saint & soûmis à son Dieu, étoient quelque chose de surnaturel, parce qu'on ne peut être agréable à Dieu, par raport à la Vie eternelle, que par une santification si excellente & si spirituelle, qu'elle ne peut avoir la nature pour son principe : mais seulement le Saint Esprit.

Ces Docteurs ajoûtent, qu'on ne peut dire, d'où viendroit ce desordre de la nature humaine que nous sentons, si l'on ne supose, qu'Adam la transmis par la génération

ration à sa postérité. Et comme le peché n'a rien changé à la nature de l'ame, ni du corps; il faut croire nécessairement, que cette pente au mal, vient de la nature de la chair, quoi qu'elle soit telle que Dieu l'a formée, sans que néanmoins on puisse dire que Dieu soit l'Auteur du peché; parce que cette pente est une suite inséparable de la matiére, c'est à dire, de la chair & du sang. Ils soûtiennent de plus contre les Protestans, que c'est le sentiment des Péres.

Ils croyent encore, qu'Adam n'étant pas seulement juste: mais aussi saint, de cette même santification, que Jesus-Christ exige de nous dans la régénération: avoit en vûë pour sa recompense, cette béatitude éternelle, qui consiste dans la vision de Dieu. De sorte qu'aprés avoir passé ici bas quelque tems d'épreuve, comme de cinquante ou de cent ans, il auroit été confirmé dans la grace.

A l'égard de l'immortalité de l'homme, ils disent, qu'encore, qu'il fut mortel de sa nature, il auroit pû néanmoins, ne pas mourir, tant qu'auroit duré cet état de grace & d'épreuve. Mais qu'enfin, le tems de la gloire, ou de la confirmation dans la grace aprochant, on auroit été rendu immortels, par l'usage du fruit de vie, & transportez ensuite au ciel, soit successivement, soit tous ensemble, lors que le nombre des Elûs seroit accompli.

Les Reformez me paroissent ici dans des sentimens assez diferens, pour ne parler que de ceux qu'on nomme *Calvinistes*. Il ne serviroit de rien, de produire ici le sentiment de ceux, qu'on appelle *Remonstrans*: puis qu'il plait à M. Jurieu de parler d'Episcopius comme d'un ennemi de l'Eglise, plus dangereux que Socin. Nous pourons quelque jour, s'il plait à Dieu, faire voir l'atrocité de cette injure. Les premiers Docteurs Réformez, dont je veux examiner le sentiment, sont les amis de M. Jurieu. Car pour les autres qui viendront aprés, ils sont anathematizez chez lui, pour le moins *in petto*, quoi qu'ils soient suivis, de presque tout ce qu'il y a de Ministres François, qui ayent été, ou qui soient habiles gens.

Premier sentiment des Reformez.

Pour les premiers, ils conviennent avec ceux de l'Eglise Romaine, à faire Adam juste & saint, parce qu'il est écrit qu'Adam *fut créé à l'image & à la ressemblance de Dieu*, c'est à dire, *une image fort ressemblante*. Les Docteurs de Rome, ne se montrent pas fort justes, à prendre ici le sens de la phrase hebraique, quand ils philosophent, sur la distinction d'image & de ressemblance. Car l'Hébreu ne dit rien davantage.

Ces Docteurs Réformez font consister cette image, dans ces trois parties. 1. Dans la substance & dans les facultez spirituelles de l'ame d'Adam & dans son immortalité. 2. Dans les ornemens de l'ame principalement & formellement, comme dans la sagesse & dans la Sainteté. 3. Dans l'immortalité de l'homme, & dans sa Souveraineté sur les autres créatures.

Ils

Ils prouvent le grand sçavoir qu'ils veulent donner au premier homme. 1. Par les noms qu'il imposa à tous les animaux, qui étoient trés-propres, disent-ils, à nous en expliquer la nature. 2. Parce qu'Adam connut l'origine d'Eve, & qu'il fit une loi trés-sainte du mariage. Ces deux preuves sont prises de Clément Alexandrin. Je me souviens de les y avoir lûës. Il connoissoit encore la création, & même, selon ces Docteurs, il n'y a pas d'aparence, qu'Adam ait pû ignorer la Trinité, qui avoit agi dans la création de l'Univers. Enfin ils semblent donner à ce premier homme des habitudes d'entendement, pour juger sainement de toutes choses. *lib.* 1. *Strom.*

Mais ils soûtiennent contre l'Eglise Romaine, que cette droiture, cette sainteté étoit naturelle à Adam, au moment même qu'il sortit des mains de Dieu; parce qu'étant créé pour joüir de ce grand Dieu, comme de sa fin, il devoit être dans un état conforme à cette fin, & digne de son excellence.

Ils disent de l'immortalité de l'homme, qu'il ne seroit pas mort s'il n'eût pas peché. Mais ils veulent que ce soit une erreur aux Docteurs de Rome, de nommer cette immortalité *Surnaturelle.*

Ils enseignent que Dieu traita avec le premier homme, l'alliance de nature, qu'ils nomment aussi, l'alliance de la loi & des œuvres, dans laquelle, l'homme obéïssant, & juste, auroit merité une béatitude éternelle dans le ciel. Ils prouvent cela, 1. Par la bonté de Dieu. Car Adam ayant pû, & dû conclure, que Dieu étoit *son Dieu*, devoit être par consequent certain de sa résurrection, suivant ce raisonnement du Sauveur du monde, *Je suis le Dieu d'Abraham, &c. Dieu n'est pas le Dieu des Morts, mais des Vivans*. C'est la demonstration des *compens de Theologie*. 2. Le désir de l'homme, pour les choses spirituelles & célestes, est encore une autre preuve, selon eux, de cette béatitude surnaturelle. 3. Enfin l'arbre de Vie, qui étoit dans le jardin d'Eden, élevoit les désirs d'Adam jusqu'au ciel. Car comme le sejour de la gloire est souvent nommé le Paradis; il faut croire que l'arbre de vie, par l'analogie des types, devoit être le Symbole de Jesus-Christ, qu'Adam savoit l'explication & le dénouëment de cette analogie, & *qu'encore que Moyse en ait parlé fort obscurément*, dit un de ces Docteurs, *il ne faut pas douter, que ces mystéres n'ayent été revélez trés-distinctement.*

Ils croyent en dernier lieu, que la mort, de laquelle Dieu menaça Adam, comprend tout ce qui est entendu dans l'Ecriture Sainte, sous le nom de *Mort*; qu'ainsi elle emporte avec elle, 1. La mort du corps, 2. La mort de l'ame, qui consiste dans la séparation de Dieu. 3. Les soufrances de l'ame, dans un lieu de tourment. 4. Et enfin la résurrection des corps, pour être précipitez dans la gehenne éternelle.

Autre sentiment des Reformez.

Les autres Docteurs Réformez, s'expliquent autrement sur cet état du premier homme,

homme. Premiérement quand ils parlent de l'image de Dieu dans l'homme, ils en font consister la plus belle & la principale partie, dans l'empire, que Dieu lui avoit donné sur les autres créatures, parce que la gloire & la majesté d'Adam, est à cet égard, plus excellente que celle des Anges. Ils remarquent même fort à propos, qu'Eve ne reçût pas cette image de Dieu, dans toute sa plenitude, parce qu'elle étoit dans une rélation de sous-ordination à Adam, à cause dequoi, elle est nommée *la gloire de* 1. Cor.
l'homme, comme l'homme est appellé *la* 11. 7.
gloire de Dieu.

Ils me paroissent fort reservez à parler de cet état d'innocence. Ils ne constituënt la justice & la sainteté de l'homme, que dans une conformité de la nature humaine, avec la loi naturelle. Ils avoüent bien, que cette justice originelle étoit une grâce, ou un don gratuit de Dieu : mais ils n'avoüent pas, que ce soit une grace de même nature qu'est celle, que Dieu nous donne par J. Christ ; parce qu'Adam, dans l'état d'innocence, n'avoit pas besoin de Médiateur.

Il est certain, que ce sentiment explique mieux la nature de l'homme innocent, & qu'il marque mieux contre ceux de Rome, pourquoi cette justice ne doit pas être nommée *Surnaturelle.* Car si Adam dans l'état d'innocence, & tout revêtu qu'il étoit de l'image de Dieu, ne peut néanmoins être nommé *Fils de Dieu*, au même sens que nous le sommes sous l'Evangile, par nôtre adoption,

adoption, & par une image de Dieu beaucoup plus excellente : Il est certain, que la principale raison des Docteurs de Rome, que nous avons vuë ci-dessus, pour nommer la justice d'Adam *surnaturelle*, tombe d'elle-même ; le fondement en étant ruiné.

Ces mêmes Docteurs croient, que la promesse, qui avoit été faite à Adam dans cet état d'innocence étoit d'une vie perpetuelle, dans une afluence de toute sorte de biens, pour l'ame & pour le corps, autant qu'ils estoient necessaires, pour mener une vie douce & contente, dans le Jardin d'Eden. Ils ne croyent pas que la vie spirituelle & celeste, ait été comprise dans cette promesse. 1. parce que l'Ecriture n'en dit rien, quoi que cette revelation fût necessaire, pour marquer la bonté de Dieu & l'ingratitude de l'homme. 2. Parce que cette alliance étoit naturelle & conçûe sous cette idée, par tous les Theologiens. Or il est presque absurde de dire, qu'une alliance naturelle renferme une promesse infiniment au dessus de la nature de cette alliance. 3. Il y doit avoir de la proportion, entre le devoir & la récompense. Ainsi, puisque la perfection qu'exigeoit le devoir d'Adam, étoit naturelle, il falloit que la récompense fût semblable & de même espece. 4. Le Sacrement de cette alliance, qui étoit l'arbre de Vie, étant un Sacrement naturel, il ne pouvoir être le Sceau, que d'une promesse, qui regardast cette vie : à moins que par une institution de Dieu, il n'eût été élevé à une ne signification plus excellente & destiné à un usage plus noble ; dont pourtant l'Ecriture ne dit pas un seul mot. 5. Cette alliance n'avoit point de mediateur, qui la mit au dessus de la condition ordinaire de la nature. 6. Enfin toute cette explication est confirmée, selon ces Docteurs, par la promesse de la terre de Canaan, que la Loi faisoit aux Israëlites, parce que cette alliance, particuliere à la posterité d'Abraham, étoit de niveau sur l'alliance d'Adam qu'elle représentoit dans tous ses traits.

Il n'est pas difficile presentement de penetrer le sens qu'on doit donner à ces paroles *tu mourras de mort*, 1. par la raison des contraires & par l'oposition analogique, qu'il y doit avoir entre la récompense & la peine, si la vie promise estoit terrestre, la mort ne peut estre spirituelle. 2. Ces grans hommes, dont nous parlons, enseignent que la justice divine, punira le mépris de l'Evangile, plus rudement que celui de la loi, parce qu'on aura plus peché, en outrageant la misericorde que Dieu fait paroître en Jesus-Christ, qu'en offensant seulement la bonté que ce grand Dieu a manifestée dans la nature, ou dans la loi.

Ils disent enfin, qu'Adam estoit mortel, non pas tout à fait comme nous, parce que s'il pouvoit mourir, il pouvoit aussi ne mourir pas.

Il faut maintenanr passer à l'opinion des Sociniens. Il me semble que je vais manier du feu, tant M. Jurieu me fait peur d'eux.

Ils

La doctrine des Sociniens.

Ils croyent premiérement, que *la justice originelle d'Adam*, ne consistoit en aucune chose surnaturelle, comme les Docteurs de Rome le disent. Mais ils ne croient pas non plus, qu'elle renferme quelque chose d'ajouté à la nature humaine, en quoi ils sont diferens de ces Docteurs Réformez, que M. Jurieu suit. Il faut se souvenir toûjours, que l'on considere Adam, au premier moment de la création, avant que d'avoir agi. Dans cet état les Sociniens disent, que sa justice consistoit, dans les facultez de son ame & de son corps, qui étoient propres & capables de leur nature, pour suivre la loi de Dieu, & la sainteté, & pour remplir le devoir de l'homme.

Lib. 6. Strom.

J'avois lû, il y a déja long tems, leur opinion, dans le même Clement Alexandrin que j'ai tantôt cité. Il propose la question, en disant *si Adam a esté créé parfait, pourquoi a-t-il violé les commandemens de* Dieu? *S'il n'estoit pas parfait, on conclurra, que les Ouvrages de Dieu sont defectueux.* A quoi il répond qu'*Adam peut être nommé parfait, parce qu'il avoit, ce qui est necessaire, pour acquerir la vertu. Car*, ajoute-t-il, *Dieu veut, que nous nous sauvions de nous-mêmes.*

J'avouë franchement, que je n'ay jamais pû concevoir ce qu'on a accoûtumé de dire dans les Ecoles, sur ce sujet. Je n'y trouve que des mots, dont je ne puis me former aucune idée. On se bat pourtant sur ces mots, autant que si le Salut en dédependoit. Il sera aisé de le remarquer dans cette dispute.

Je cherche ce que c'étoit, que cette justice & cette sainteté d'Adam, sortant des mains du Créateur, avant qu'il eut fait aucun acte d'amour divin. Veut-on, qu'il ait eu un esprit penétrant, juste, aisé, une volonté disposée à suivre le bien, des passions soumises : je le veux. Mais il n'a encore fait ni bien ni mal, & même sa cheute étant la seule action morale, que la revélation nous face connoître; il semble, qu'il ne faut pas trop exagerer cette soumission de ses passions, ni cette justesse de raisonnement. Mais que cela soit, ou ne soit pas, Adam n'a point encore agi, on ne peut rien concevoir en lui, que ses facultez, si l'on veut avoir quelqu'idée distincte de ce que l'on dit.

On parle d'*habitudes*, car il est aisé de parler, quand on ne se soucie pas d'entendre ce que l'on dit, ni de le faire comprendre aux autres. Je demande donc, de quelle sorte d'habitudes on veut parler? Nous concevons naturellement, qu'une habitude ne s'acquiert que par plusieurs actions réiterées, qui impriment dans la faculté une pente vers l'objet, & une facilité d'agir. Adam n'avoit encore fait aucune action dans l'état, où nous le considérons : Il n'avoit donc aucune de ces habitudes. Les ennemis du grand Descartes lui ont fait un grand crime, d'avoir dit, que pour bien philosopher, il falloit commencer à douter de tout. Ha! que

que seroit-il devenu, s'écrie t-on, s'il fût mort dans cet état ? Peut-être en diroit-on autant d'Adam sans ces habitudes, s'il n'étoit immortel, dans le Systéme de M. Jurieu.

On dira que c'étoient *des habitudes infuses*. Peut-être qu'à bien chercher *ces habitudes infuses*, on ne les trouveroit pas hors de l'Ecole. Il n'importe, que cela soit ou non. Je demande dans quel passage de la Genese, Moyse nous parle des habitudes infuses d'Adam ? Est-ce donc assez de s'imaginer une chose, & de vouloir scolastiquement & en autorité de Professeur qu'elle soit, afin qu'elle existe effectivement ? Je voudrois encore savoir, à quoi ces habitudes étoient nécessaires ? Car Adam pouvoit agir sans elles : ou il ne pouvoit pas agir. S'il pouvoit agir & agir avec facilité, elles sont inutiles. S'il ne pouvoit agir, facilement ou difficilement, cela m'est indifferent ; N'est-il pas certain, que le blâme de cette incapacité retombe tout entier sur Dieu. C'est pourtant un blasfême de le dire, que je n'impute pas à M. Jurieu. Quoi ? Dieu auroit fait un homme, qui n'auroit pû l'aimer ? ni s'acquiter des devoirs, que la justice & la sainteté auroient exigé de lui ? Hé ! comment ces Docteurs, peuvent-ils digérer ces consequences ? Eux, qui ne peuvent soufrir la Theologie Romaine, qui enseigne que la chair d'Adam, avoit en elle-même des semences de rebellion ; parce, disent ces Docteurs, que cette doctrine est injurieuse au Créa-

Créateur. Il me semble, pour apliquer ici le Proverbe de l'Evangile, que c'est apercevoir une paille dans l'œil d'autrui, & être insensible aux poutres, qui sont dans les nôtres.

Pour moi, je ne vois qu'un seul usage de ces habitudes infuses. Elles ne peuvent servir, qu'à rendre la chûte d'Adam plus difficile & plus incomprehensible.

Mais, dit-on, il falloit, que le premier homme eût quelque chose digne de l'amour de Dieu, aussi est-il écrit, que l'image de Dieu, avec laquelle il créa l'homme, consistoit *en justice & en Sainteté, qui est l'image de celui qui l'a créé.* C'est le raisonnement de Mr. Jurieu, qui m'a fort surpris, parce que jusqu'à cette heure, je ne l'avois crû bon, qu'à faire nombre, dans les Instituts de Theologie. *Ephes. 4. 24.*

En effet, n'estoit-ce pas assez, que le premier homme fût l'ouvrage de Dieu, pour en estre aimé? Nous ne parlons ici, que du prémier moment de la Création: Il ne faut point se laisser donner le change. N'estoit-ce pas assez, que les facultez d'Adam, fussent proportionnées à son devoir, & capables de conduire à la fin, à laquelle il estoit destiné, pour faire, que Dieu se plût à son ouvrage & qu'il le trouvât bon?

C'est une chose surprenante, qu'un homme du poids de Mr. Jurieu, qui pense à ce qu'il dit, avance ce passage de l'Epître aux Ephesiens, qui ne regarde en façon du

monde

monde Adam, mais l'homme renouvellé en Jesus-Christ, qui est bien à la verité apellé quelquefois Adam, mais toujours, ou *second*, *ou nouveau*, par oposition *au premier*. Cela paroitra, par la seule lecture de ce Chapitre, & du troisiéme de l'Epitre aux Colossiens, dont Mr. Jurieu a composé son passage.

Je voudrois bien sçavoir, si Mr. Jurieu croit que la Sainteté de la régeneration, soit d'un principe plus grand & d'une nature plus excellente, que celle de l'état d'innocence, si l'on y eût persisté? S'il ne le croit pas, nous lui dirons, que plusieurs Docteurs Reformez sont d'un autre avis, comme je l'ai fait voir. En effet si l'alliance de grace, si son mediateur, si ses promesses, j'ajoute encore si ses loix, sont plus excellentes que celles de l'alliance de nature : Il faut conclurre, que la Sainteté de l'Evangile, toute imparfaite qu'elle est dans les fideles regenerez, est néanmoins d'un genre plus exquis, que la Sainteté de l'alliance de la Nature. Aussi me seroit il aisé de le demontrer, si je ne sortois pas de mon sujet.

Mr. Jurieu se trompe donc, à mon avis, d'attribuer à Adam, ce qui regarde le fidele Chrêtien. S. Paul fait une allusion du renouvellement de l'homme, à la premiére Création & parle *de l'image de celui qui la créé*. Cette allusion, ou plûtôt cette opposition, se peut apercevoir dans ces paroles: *Vous avez eté enseignez à dépouiller, quant à la à la conversation précedente*, *le viel homme qui se corrompt par les convoitises qui seduisent.* Car n'est-il pas vrai de dire d'Adam, qu'il s'est corrompu par les convoitises qui l'on séduit? C'est pourquoi en continuant son opposition, il les exhorte à *être revétus du nouvel homme*; c'est une autre allusion à ce qui se pratiquoit dans le batême; & il dit de ce nouvel homme, qu'il est *créé selon Dieu en justice & vraie Sainteté*, ou *Sainteté de verité*. Cette expression me paroît être mise exprés, pour distinguer cet image de Dieu dans le vrai Chrêtien, de celle, avec laquelle Adam fut créé. Un peu de meditation persuadera la verité de ce que je dis.

Mr. Jurieu parlant de cette image de Dieu dans Adam, aprés l'avoir posée dans la justice & dans la sainteté, dit avec l'enjouëment, qui l'accompagne par tout dans cet ouvrage: *Mais selon la verité nouvellement arrivée au monde par les Sociniens, l'image de Dieu dans l'homme, ne consiste que dans la raison & intelligence, que Dieu lui donna, & sur tout dans la domination qu'il lui assigna sur toutes les natures inferieures.* Cela est vrai, les Sociniens le disent. Voyons où est le mot pour rire.

Nous avons deja vû, que cette Sainteté d'Adam est inexplicable, par les actes & par les habitudes. Un Railleur se pourroit divertir à son tour, aux dépens de Mr. Jurieu; pour moi, je ne cherche qu'à m'in-

 struire

struire, & je demande quelle raison on a de mettre l'image de Dieu dans la justice & dans la Sainteté d'Adam ? Si Mr. Jurieu n'a que le passage qu'il a cité, nous avons vû en l'examinant qu'il lui seroit plûtôt contraire, que favorable.

Mais en attendant que Mr. Jurieu s'explique davantage, s'il veut en prendre la peine ; considerons pourquoi les Sociniens font principalemt consister l'image de Dieu qu'Adam avoit reçue, dans la domination que Dieu lui assigna sur les créatures corporelles. Il me font voir 1. que Moyse le dit expressément : *Faisons l'homme à nôtre image & qu'il ait la domination sur la terre* &c. Il est clair que le sens de ces paroles est, *faisons l'homme à nôtre image pour avoir la domination.* &c. ou bien, qu'il ait la domination & qu'ainsi il soit à *nôtre image* &c. 2. C'est par cet endroit, que David celebre la gloire de l'homme, dans le Pseaume huitéme, *tu l'as couronné de gloire & d'honneur, & tu l'as établi sur l'ouvrage de tes mains.*

3. Il est si veritable, que la principale partie de l'Image de Dieu dans l'homme, consiste dans ce pouvoir, qu'encore qu'il ait perdu *sa justice & sa sainteté* par le peché, l'Ecriture ne laisse pas cependant de reconnoitre dans l'homme pécheur, cette image de Dieu, comme avant le péché. Dieu parlant à Noé, dans la deffense qu'il fait de
Genes. 9. 6. l'homicide, dit, *qui aura répandu le sang de l'homme, son sang sera répandu, car Dieu a fait*

a fait l'homme à son image. Il s'ensuit clairement de cette raison, qui est *l'ame de la loi*, comme parlent les Jurisconsultes, que l'homme doit encore porter cette image, dont Dieu l'honora dans la création. S. Jaques dit dans une vûë à peu prés semblable, qu'*avec la langue nous maudissons les hommes faits à l'image de Dieu*, pourquoi l'homme pecheur est-il encore fait à l'image de Dieu? pourquoi est-il nommé *la gloire de Dieu* préferablement à la femme, qui est *la gloire de l'homme*? pourquoi enfin les Anges, qui ont excellé sur Adam *en justice & en sainteté*, n'ont pourtant jamais été dépeints par ce glorieux trait, *être fait à l'image de Dieu*? Je ne connois point d'autre raison de cette grande difference, que celle du Pseaume, qui nous décrit l'autorité de l'homme, & nous dit que *les Cieux sont à l'Eternel, mais qu'il a donné la terre aux fils des hommes*. Quand M. Jurieu voudra examiner ces raisons & les comparer avec les siennes, il verra peut-être, que c'est faire une injure au bon sens, de dire que *cette verité ait été nouvellement amenée au monde par les Sociniens*. Encore doit-il avoir quelques égards, pour la plupart des Docteurs Réformez qui ont le même sentiment. Il n'importe, dira-t-il, pourquoi se trouvent-ils en si mauvaise compagnie: & il ne serviroit de rien de lui représenter, que Dieu avoit pardonné à Sodome pour l'amour de dix justes, s'il les y eût trouvez.

Jaq. 3. 9.

Ps. 115.

L'autre procés, qu'il fait aux Sociniens

est à l'égard de la connoissance d'Adam; *Pour ce qui se dit de sa pénétration & de sa science, ce sont des niaiseries*, dit M. Jurieu, *Adam étoit aussi savant qu'il étoit juste. C'étoit un pauvre sot, ignorant & bête comme un enfant, qui ne savoit pas distinguer une bête brute, d'un homme raisonnable.* Ce seroit un plaisir, si la matiere le permettoit, de voir avec quel zéle divertissant M. Jurieu pousse les Sociniens sur cet article. Mais examinons la chose serieusement; toutes ces pointes, tout cet air de bel esprit, devient pitoyable. Les Sociniens croient qu'Adam avoit toutes les facultez propres & bien disposées à s'acquerir les sciences necessaires, ou utiles. J'y comprendray même l'Algebre & les Matemathiques les plus poussées, si M. Jurieu le veut. Car douter de sa capacité, c'est faire injure à son Créateur. Mais surquoi fondé, peut-on dire qu'Adam ait eu actuellement toutes ces sciences dés qu'il fut créé; ne tient-il qu'à le dire, en dépit des Sociniens, pour le faire croire aux hommes ? J'oserois bien assurer, que le bon sens a toujours conçû la chose, comme je viens de l'expliquer, si ce n'est dans les Academies.

Adam, dit-on, a imposé les noms aux animaux; Je le sais, & je sai aussi, qu'on n'en peut rien conclurre. Car si ces noms n'ont aucun parfait rapport à leur nature, & s'ils n'ont servi qu'à les distinguer; Il ne falloit pas être pour cela grand Philosophe. Si l'on dit que ces noms expliquent l'essence des aninimaux, il faut le prouver, & montrer par exemple, que *Sous* a plus de raport à la nature d'un cheval, que ἵππος en Grec, ou *Equus* en Latin, ou *Horse* en Anglois, ou *Cheval* en François. Il faudroit faire voir, que l'étimologie de *Tsephardeangh*, qui signifie en Hebreu, *Grenouille*, que l'on dérive de ces deux mots, *Tsephar & Deangh*, *La Sience du matin*; Il faudroit, dis-je, montrer que cette étimologie fût meilleure que celle des Grecs, qui appellent une grenouille *Batrachos*, parce qu'*elle a la voix rude & perçante*. βοὴν Mais c'est un démêlé entre les E- τραχεῖ- timologistes & M. Bochart, où je ne veux αν ἔχειν pas entrer.

On dira sans doute, que Moyse nous aprend, que Dieu fit venir les animaux vers Adam, afin qu'il les nommât, *& que leur nom fût tel qu'il le leur donneroit*. Gen. 2. Pour moi, je ne vois pas toute l'emphase qu'on 19. aperçoit dans ces paroles. J'y vois simplement, avec Chrysostome, que Moyse nous aprend dans ce verset, que Dieu voulut qu'Adam nommât les animaux, parce qu'ils étoient de sa domination, afin que leurs noms fussent des livrées de leur sujétion. Moyse nous avoit représenté Dieu dans le I. Chap. de la Genese, nommant tous les ouvrages de la création, *& Dieu nomma la lumiére jour; & Dieu nomma l'étendue cieux; & Dieu nomma le sec, terre.* Mais pour les animaux qu'il créoit, comme ils étoient faits pour l'homme, Dieu veut qu'ils en reçoivent leurs noms, *& que de toutes choses* *vivantes, comme Adam la nommeroit, ce seroit son nom.* Je n'y vois pas d'autre mystére.

On dit qu'Adam connut l'extraction d'Eve, de ses os; cela ne vaut pas qu'on s'y arrête. Car il connut d'où Eve avoit pris son origine, ou par quelque changement dans son corps, ou par quelque révelation divine, pendant qu'il dormoit. Et pour l'une, ou pour l'autre de ces deux voyes de connoissance, il n'étoit pas necessaire, qu'il fut de grande sagacité.

On ajoute enfin, qu'il parla trés-saintement du Mariage, parce qu'on suppose
Gen. 2. que ces paroles sont d'Adam: *C'est*
24. *pourquoi l'homme délaissera son Pere & sa Mere, & adherera à sa femme, & seront une Chair.* Mais il n'y a pas beaucoup d'apparence, que ces paroles soient d'Adam, puis qu'il n'usa point d'Eve, comme de sa femme, dans l'Etat d'innocence; du moins c'est l'opinion commune. Il est plus vrai-semblable de dire, que c'est une conséquence, qui naît d'elle même, de ce que Dieu avoit créé l'homme & la femme, & principalement de ce qu'il avoit tiré la femme de l'homme. Jesus-Christ les attribue à Dieu, d'une maniére qui ne permet pas qu'on les donne à un autre, Puis qu'il conclut, *donc ce que Dieu a conjoint que l'homme ne le separe pas.* On voit ici une opposition entre Dieu & l'homme, entre Dieu & Moyse, qui me semble exclurre Adam d'être l'Autheur de ces paroles, quand même il auroit été

Pro-

Prophete. Car si le sens eût été, *donc ce qu'Adam a conjoint, que Moyse ne le separe pas*, la question demeuroit indécise. Moyse avoit été donné de Dieu pour legislateur aux Juifs, en quoi il étoit plus qu'Adam. Ainsi les Juifs auroient toujours été en droit de retenir le divorce, dont ils étoient en possession.

Je voudrois sçavoir, pourquoi Mr. Jurieu accuse les Sociniens de faire Adam dans l'état d'innocence, si ignorant qu'il ne sçavoit pas *la difference qu'il y a, entre coucher avec sa femme & coucher avec sa Mere, entre tuer un homme & le nourrir.* Puis qu'ils enseignent formellement, que tous les hommes dans l'état même du peché, ont *des Idées du juste & de l'injuste, de ce qui est honneste & de ce qui est infame.* Soci Prælect. 2. Est-ce donc que le zéle de Mr. Jurieu ne seroit pas satisfait, s'il ne faisoit des crimes & des impietez de toutes les paroles des Sociniens ?

Le dernier crime qu'il leur impute est au sujet de *la mortalité d'Adam* dans l'état d'innocence. *L'homme naît aujourd'hui tout tel qu'il fut créé de Dieu, & il fut créé tout tel qu'il naît aujourd'hui.* C'est ainsi que Mr. Jurieu explique la pensée des Sociniens : & plus bas il dit : *Il étoit composé de Chair & d'os, d'humeurs & de sang comme il est aujourd'hui & par consequent il étoit mortel comme il est.* Il est vrai que les Sociniens parlent à peu prés ainsi. Voyons qu'elle erreur on y

P. 29. & Let. 1. P. 30.

peut trouver. Il ne s'agit par ici, de ce qu'il y a de *Moral*, ni de sçavoir si les facultez de l'homme se sont abâtardies par le peché, & rendües incapables de faire le bien. C'est une question que nous traiterons, quand nous parlerons des suites du peché d'Adam.

La question présente est de sçavoir, ce qu'il y a de changé dans la constitution naturelle de l'homme, depuis le peché. M. Jurieu croit-il donc, que le peché ait inseré une substance étrangere dans le corps de l'homme, pour lui être un poison mortel? Flacius, ni Manes n'en diroient pas davantage; & je n'ai garde de croire, que ce fût la pensée de Mr. Jurieu, quoique je ne connoisse pas, qu'elle elle peut être. Car que s'en faut-il, que l'homme ne naisse tel, qu'il à été créé? Adam n'étoit-il pas *composé de Chair & d'Os, d'humeurs & de sang* comme il est aujourd'hui? Cela est si veritable, que la plupart des Doćteurs Réformez, même des plus Orthodoxes, selon Mr. Jurieu, expliquent ces paroles de S. Paul, *la Chair & le Sang ne*
1 Cor. 15. 50. *peuvent heriter le Royaume des Cieux*, de la Chair & du Sang dans leur signification naturelle, sans aucun égard à la corruption morale. C'est à dire, qu'ils entendent ces paroles, de la Chair & du Sang, qu'Adam avoit reçû dans la Création.

Il faut avoüer que la dispute, que quelques Theologiens veulent avoir avec Socin sur ce sujet, est de la nature des Phan-

Phantômes qui s'échapent, quand on croit les tenir. Croit-on avoir trouvé l'état de la question ? Il s'evanouit, quand on veut le poser, tant-il est delié & imperceptible.

Il est vrai qu'il y a des Theologiens, qui ne parlent qu'à demi mot de la *mortalité* d'Adam, tant ils ont peur d'avoir ce mot de commun avec Socin. Mr. Jurieu est assûrément de ces Docteurs là. Cependant quand on les oblige de s'expliquer clairement, & qu'on leur demande s'il n'est pas vrai qu'*Adam pouvoit mourir?* Il faut malgré eux qu'ils en conviennent. Car s'il ne pouvoit mourir, il ne seroit pas mort. Or que veut dire je vous suplie. cette proposition ? *Adam pouvoit mourir*, & quelle en pourroit être la verité ? Si ce n'est, que sa nature renfermoit des principes de mort & de corruption: Un rocher tombant sur sa tête, pouvoit l'écraser: il pouvoit être étoufé sous les eaux: & sans un miracle, les ressorts de la machine de son corps n'étoient pas proportionnez à l'éternité.

Cela est aussi si certain, que les Auteurs, qui se passionnent le plus pour l'immortalité d'Adam, enseignent néanmoins qu'il auroit dû soufrir une transmutation, avant que d'être transporté au Ciel, de la même maniére que la soufriront ceux qui seront vivans sur la terre, quand Jesus-Christ descendra des Cieux.

Hé ! pourquoi donc se quereller sur si peu de chose ? Le Socinien dit qu'Adam estoit *mortel*

mortel; parce que les principes qui le compoſoient, ſa chair & ſon ſang, ne pouvoient d'eux mêmes ſoûtenir l'éternité. L'Orthodoxe de M. Jurieu croit, que la chair & le ſang d'Adam devoient recevoir *une tranſmutation*, pour être rendu un ſujet capable de la gloire éternelle dans les cieux. Pouſſons les un peu ſur cette tranſmutation, pourquoi, je vous ſuplie, auroit-elle été neceſſaire? c'étoit à cauſe du ciel où l'homme devoit être tranſporté, ou à cauſe de l'Eternité. Ce ne pouvoit être à cauſe du ciel, car on croit ce lieu plus propre pour l'incorruption, que la terre, où tout eſt englouti par le tems. Que ſi cette tranſmutation étoit requiſe à cauſe de l'éternité, dont Adam devoit joüir au Ciel; il faut en conclurre neceſſairement, que la chair & le ſang d'Adam n'étoient pas de nature propre à durer éternellement. Les Sociniens n'en diſent pas davantage.

Il eſt vrai que M. Jurieu parle dans cet article de l'immortalité d'Adam comme d'un privilege de ſa nature. Mais je ne ſçaurois m'imaginer que ce ſoit là ſon ſentiment, quoi que tout ſoit outré dans ſon Syſteme. Je ne veux pas croire auſſi, qu'il veuille dire ce qu'il luy plait dans la ſeule vûe, de mettre par tout les Sociniens, en opoſition avec nous. Ce ſeroit une témerité criminelle de penetrer ſon cœur; pour l'accuſer, ſur de ſi legeres conjectures. J'aime mieux ſuppoſer que dans le Syſtéme de M. Jurieu, le mot de Saint Auguſtin touchant Adam, eſt

est reçû avec le même applaudissement, que la basse Antiquité lui a donné, à quoi je ne m'opose pas. Il dit d'Adam qu'il étoit mortel, & immortel, à differens égards, *mortel, parce qu'il pouvoit mourir, immortel, parce qu'il pouvoit ne pas mourir.* Il enseigne au même lieu, que la mortalité venoit de la constitution de sa nature; que son immortalité auroit été le fruit de l'arbre de Vie. Socin s'exprime presque dans les mêmes termes; n'auroit-il point pris son erreur de S. Augustin? Pour moi, j'aimerois mieux attribuer à la bonté de la Providence, si Adam ne fût pas mort, qu'à la vertu d'un fruit plus périssable qu'Adam. Quoi qu'à parler franchement, la précaution dont Dieu se sert pour éloigner Adam de cet arbre, soit fort favorable à Socin & à St. Augustin.

Lib. 6. de Gen. ad lit. cap. 24 & 25.

Nous ne savons plus où nous en sommes, ni ce qu'est devenuë l'herésie des Sociniens. Il faudroit un microscope pour la retrouver. Ne consisteroit-elle point en ce qu'ils afirmeroient, qu'Adam seroit mort, quoi qu'il arrivât, peché, ou non? C'est sans doute la pensée de M. Jurieu. C'est l'erreur qu'il impute aux Sociniens, parce qu'il pose toûjours absolument, & sans reserve, que les Sociniens nient l'immortalité d'Adam. Mais écoutons les Sociniens, ils nous aprendront leur opinion, mieux que M. Jurieu. Volkelius dit, *Qu'il se seroit pû faire, que Dieu par son admirable puissance, auroit preservé l'homme de la mort.* Socin va plus loin, & dit,

lib. 3. cap. 11.

Prælect. Theol. C. & ailleurs contre Puccius.

dit, *Quoi qu'Adam fût mortel de sa nature, il pouvoit pourtant, s'il n'eût pas peché, être garenti de la mort par la faveur de Dieu, ou s'il fût mort, être rapellé à la vie & être rendu immortel.* Cela n'est-il pas orthodoxe? non, dira M. Jurieu. Cela est trop leger à la balance du Sanctuaire, *latet anguis in herba.* Pourquoi parler ainsi, *pouvoit être garenti de la mort?* Que ne disent-ils positivement, *qu'il auroit été effectivement garenti de la mort.* Je lui en dirai tantôt la raison; présentement que je suis occupé à réconcilier les Sociniens avec lui, je veux le satisfaire entierement. Schlichtingius dira tout ce qu'il souhaite, sans *si* & sans *peut-être.* Voici ses paroles. *Dieu avoit bien à la verité créé l'homme mortel de sa nature, car il avoit besoin d'alimens, & de plusieurs commoditez exterieures, necessaires à la vie, pour ne pas parler presentement de plusieurs autres choses.* IL NE SEROIT POURTANT JAMAIS MORT, *par un effet de la faveur de Dieu, s'il n'eût rien fait de ce qui lui avoit été défendu. Car il y avoit l'arbre de Vie, qui auroit pû par la vertu de son fruit, reparer les forces de la nature; outre que la providence & le soin particulier de Dieu* AUROIENT TOUJOURS ELOIGNE' *de l'homme tous ces accidens de dehors qui auroient pû causer la mort.* Ne faut-il pas être un veritable Disciple de S. Augustin, pour parler de la sorte? Prosper & Fulgence ne sauroient l'être davantage. N'ai-je donc pas eu raison de dire, que cette con-

In cap. 5. ad Rom.

tro-

troverſe ſe diſſipoit d'elle-même, comme un phantôme ?

Il faut pourtant condamner les Sociniens à quelque prix que ce ſoit. Voici une autre heréſie. Les Enfans ne meurent pas, ſelon eux, à cauſe du peché d'Adam : mais par les ſeuls principes corruptibles de leur nature. Cette heréſie va devenir trés-orthodoxe, avec deux mots ſeulement. Car quand on penſe, que le peché a fait reſſerrer cette Providence particuliére, qui auroit veillé ſur la conſervation des hommes : Il eſt veritable de dire, à cet égard, que les enfans meurent à cauſe du peché d'Adam.

Mais ſi l'on conçoit cette Providence, comme une digue, qui arrêtoit le torrent de nôtre mortalité : il eſt certain de dire, que cette digue étant abatuë, la chair & le ſang ſuivent alors neceſſairement, & d'eux-mêmes, la pente qu'ils ont naturellement vers la mort. Autrement il faudroit prendre plaiſir à s'imaginer ſans aucune raiſon, que le peché auroit fait gliſſer, dans les veines d'Adam, un poiſon eſſenciellement mortel à toute ſa poſterité. Je ne crois pas, que l'on ait pouſſé l'Orthodoxie juſques là.

C'eſt pourtant, ſelon M. Jurieu, un terrible crime, de dire, que Dieu avoit créé l'homme mortel, parce que Dieu ſe trouveroit *Auteur de la mort*, ſelon cette doctrine. *Lettre I. pag. 3.* A quoi penſe M. Jurieu, de renouveller une vieille plainte, qu'on a faite il y a plus de cent ans, contre Socin, & qu'il a traité de calomnie. En effet, Dieu ſera-t-il auteur

teur de la mort, parce qu'il n'a pas fait le corps de l'homme de diamant ni d'acier, pour n'étre pas sujet à être alteré ou corrompu? La sagesse de Dieu a trouvé à propos de faire le corps d'Adam *de poudre*, à cause dequoi il a du penchant à retourner en poudre. Si M. Jurieu croit, que cet argument soit bon: *Dieu, selon les Sociniens, a fait l'homme pouvant mourir*; donc *ils font Dieu Auteur de la mort*: Je ne dirai pas que c'est aussi le sentiment de S. Augustin, & de presque tous les Chrétiens. Je voudrois seulement, que M. Jurieu me dise, pourquoi cet argument seroit plus concluant que celuy ci: *Dieu a fait l'homme pouvant pecher, donc Dieu est l'Auteur de peché.*

Passons à l'examen de la promesse. M. Jurieu trouvera encore, sur cet article, dequoi se satisfaire. Nous avons vû ci-dessus des Docteurs Réformez, qui ne croient pas, qu'il y ait eu rien de céleste, dans la vie que Dieu promettoit à Adam; pour Socin, il est plus favorable au premier homme. Car il dit, que *si l'homme fût mort, Dieu l'eût ressuscité, & l'eut rendu immortel.* M. Jurieu ne voudra peut-être pas lui tenir aucun conte de cette orthodoxie, à cause qu'il n'affirme rien. Il y a toûjours des *si* & des *peut-être*. Cela est vrai, Socin n'a rien osé décider, parce que Moyse nous ayant apris assez exactement tous les avantages du premier homme, n'a pas dit néanmoins un seul mot d'aucune promesse que Dieu lui ait faite, bien loin d'y trouver celle de

Voy. ci-dessus.

de la résurrection & de la gloire éternelle dans les cieux.

La menace est claire & certaine, *tu mourras de mort.* Par quel mystere, Moyse auroit-il voulu couvrir cette promesse, d'un silence par tout impénetrable ? C'est l'ordinaire de la bonté divine, *d'attirer en douceur Japhet*, & de se plaire à deployer ses bienfaits aux yeux des hommes : parce que Dieu veut, que *celui qui vient à lui, croie qu'il est, & qu'il récompensera ceux qui le cherchent.* Pourquoi donc Moyse a-t-il été si reservé à parler de la recompense, que Dieu avoit proposée à Adam, qu'il n'a pas échapé un petit mot, pour nous la faire entrevoir ? Ne seroit-ce point que Dieu vouloit apprendre aux Créatures, qu'elles lui devoient une entiére & parfaite obeissance, indépendemment de toute récompense ? Quoi qu'il en soit, Mr. Jurieu nous feroit plaisir de nous dire sa pensée, sur ce silence.

Nous avons déja dit, que la menace étoit conçuë dans ces termes, *au jour que tu mangeras de ce fruit, tu mourras de mort*: c'est à dire, dans le stile Hebreu, *tu mourras infailliblement.* M. Jurieu voit dans ces paroles 1. la mort du corps. 2. la mort de l'ame dans la séparation de Dieu, avec toutes les horreurs qui l'accompagnent. 3. Mais ce n'est pas tout, il y voit encore *la résurrection* du Corps, pour soufrir les peines éternelles de l'enfer. Je ne m'étonne presque plus, si les Catholiques Romains, par un semblable enchainement de propositions, croient trouver dans ces paroles, *ceci est mon sang*, la personne divine & adorable de Jesus-Christ, comme il est dans la gloire du Paradis.

Credimus? an qui amant, ipsi sibi somnia fingunt;

Les Sociniens n'ont pas la vuë si perçante, ils ne voient dans ces paroles, *tu mourras de mort*, que la mort qui consiste dans la dissolution de l'ame d'avec le Corps, & qui est de sa nature éternelle. Nous avons vû des Docteurs Réformez, qui ne me paroissent pas fort éloignez de ce sentiment, à cause que la menace doit avoir quelque proportion avec la promesse; qui pourtant ne regardoit, selon eux, qu'une vie terrestre dans le Jardin d'Eden. On peut ajouter que Dieu, expliquant lui-même la menace qu'il avoit faite dans l'arrest qu'il prononça contre Adam, dit, *tu es poudre & tu retourneras en poudre*. Où il me semble, qu'on trouveroit aussi-tôt la pierre Philosophale, que la résurrection.

Je voudrois bien que M. Jurieu m'aprit, pourquoi la Loy de Moyse, qui devoit être plus claire, sur les peines dont Dieu menaçoit les pécheurs; cette Loi, qui met si souvent devant les yeux des hommes, tous les fleaux de Dieu, dont elle fait un dénombrement assez exact en plusieurs endroits; Pourquoi, dis-je, cette Loi, n'a jamais dit le moindre petit mot, des peines éternelles de l'enfer, au sens de M. Jurieu? Ne pour-

pourroit-on pas dire, à supposer le Systeme de M. Jurieu & si cela n'étoit injurieux au Saint Esprit, que Moyse auroit agi, comme feroit un homme, qui employant toute son eloquence, pour détourner quelqu'un de commettre un crime punissable de la roue: ne parleroit cependant, que de l'amende honorable, qui précedé ordinairement ce supplice? J'avouë franchement mon foible. Cela me fait de la difficulté; car je ne suis pas d'humeur, d'être aveuglément Orthodoxe : je veux m'instruire.

Voilà toute la doctrine des Sociniens, semblable à celle de plusieurs Réformez; à quelques habitudes prés qu'on attribuë à Adam; qui semblent être inutiles, inintelligibles, & injurieuses à la Sagesse de Dieu.

Je remarque présentement, dans la comparaison que l'on peut faire des sentimens que nous avons raportez 1. que les Sociniens conviennent avec les Chrêtiens Réformez, que la justice d'Adam étoit naturelle, contre ce qu'enseignent les Catholiques Romains. Ce qu'il y a de considérable, est que dans le Systeme de M. Jurieu, on croit, que cette justice naturelle avoit rélation à la vie celeste & éternelle. D'où il s'ensuit, que si on rétablit l'homme, dans l'état d'Adam à l'égard des forces naturelles, il aura tout ce qui est necessaire, pour suivre la sainteté que l'Evangile

On compare ces differens sentimens.

gile nous prescrit, quelqu'excellente qu'elle soit. Car Mr. Jurieu ne prétend pas, que l'Evangile ait rien ajouté aux commandemens de la Loi. Qui voudroit se servir de tous ses avantages, on pourroit faire ici un *Nota*, pour s'en ressouvenir dans l'occasion. Il est vrai, qu'à l'égard des autres Docteurs Réformez, qui ne mettent aucune égalité entre l'état d'innocence & celui de la regeneration, l'argument ne seroit pas bon, non plus qu'à l'égard des Docteurs de Rome, qui donnent à Adam une Sainteté surnaturelle.

2. Pour le grand sçavoir d'Adam, je demande en conscience à ceux qui en parlent comme d'une Sagesse accomplie : Si les raisons qu'ils ont de le croire, sont plus fortes, que celles qui pourroient en faire douter, puis que la premiére action d'Adam que nous connoissons certainement, est un crime ; & que cette heureuse condition, passa en un moment, comme un songe? En verité quand je vois les Théologiens échauffez dans ces disputes de néant, je crains pour eux, qu'à la fin, on ne definisse un Théologien *un animal colcre & pointilleux*.

3. Nous avons fait voir sur la promesse, que les Sociniens sont plus Réformez au goût de Mr. Jurieu que plusieurs Docteurs d'entre les Réformez. Car ils croient qu'il se seroit pû faire, qu'Adam, aprés sa résurrection, auroit joui d'une vie éternel-

le dans les cieux. Ce que ces grands Docteurs, que nous avons entendus, ne disent pas.

4. Nous avons encore vû, que les Sociniens sont de fideles disciples de Saint Augustin, sur la mortalité & sur l'immortalité d'Adam. Je remarquerai en passant, que nos Docteurs ont tort, ce me semble, de nier aux Catholiques Romains, que cette immortalité doive être nommée *surnaturelle*. Car puis qu'elle n'avoit pas eu de meilleure source, ni de plus solide apui, *qu'un soin particulier de la providence:* On ne peut lui donner un nom, qui lui convienne, avec plus de justesse & plus de verité.

Mais ces mêmes Docteurs se trompent beaucoup plus, à mon avis, quand ils disent, qu'Adam avoit la promesse de la résurrection, parce qu'il pouvoit conclure, que Dieu étoit *son Dieu*. C'est le systeme de Mr. Jurieu, je ne sçai, si c'est son raisonnement, je ne veux lui rien imposer. Il me sufit que ce soit une démonstration, dans l'Ecole dont il suit les Hypotheses. Voici l'argument dans les formes. Il est bon de faire quelques fois, des régles de Logique comme d'Arithmetique, pour ne les pas oublier.

Un homme qui peut conclurre, que Dieu est son Dieu, doit se promettre la résurrection.

C'étoit ce qu'Adam devoit conclurre.

Donc, c'étoit aussi, ce qu'il devoit se promettre.

Niez-vous la majeure, ou la premiére proposition, en voici la preuve.

Ceux qui croient que Dieu est leur Dieu, doivent tirer la même consequence que Jesus-Christ, de ces paroles semblables, *je suis le Dieu d'Abraham.*

Or Jesus Christ a prouvé la résurrection par ces paroles. Donc &c.

Je demande pardon à tous les Professeurs, qui se servent de cet argument, si je dis, qu'au lieu d'y trouver quelque force, je n'y vois que de la foiblesse & de fausses consequences.

Je nie donc la majeure, & pour sa preuve, je dis, qu'il y a une difference infinie, entre conclurre *Logiquement*, que Dieu est mon Dieu, ou, trouver ce titre *je suis ton Dieu* employé par Dieu même, dans l'alliance qu'il traite avec moi. Quand je le conclus par mon raisonnement, je ne puis trouver précisement, que ce qui est. C'est à dire, que je puis bien conclurre, Dieu m'a créé, donc, il est mon Dieu. Cela est certain. Si j'ajoute, il est mon Dieu, donc, il me donnera ceci ou cela, la consequence n'a aucune certitude, je ne puis l'apercevoir que de loin, par quelqu'apparence, ni l'esperer, que sur quelques conjectures. Mais lors que Dieu, dans un contract d'alliance, dit, *je suis ton Dieu*, le sens

sens est, je serai ton Dieu & ton bienfaiteur ; & je suis bien fondé à conclurre, donc il me fera tout le bien, digne de sa bonté & de sa puissance. Car quand Dieu se montre à moi, par quelque côté, il veut que je fonde ma foi, sur cet attribut qu'il me revele. Cette verité paroit clairement dans l'Ecriture. On pouvoit connoître Dieu par le nom de *Jehova*, avant le tems d'Abraham. Moyse l'employe des le verset 7. du Chap. 2. de la Genese.

Cependant, on m'avouëra, qu'on n'auroit pas conclu fort certainement, dés ce tems-là, ce que l'on pût conclurre trés-légitimement dans la suite, quand Dieu eut dit à Moyse, *je suis celui qui suis*, di à mon peuple, *celui qui s'apelle je suis*, m'a envoyé vers vous. Au chapitr 6. de ce même livre, Dieu nous aprend clairement la distinction, que je viens d'expliquer, entre le nom de Dieu connu par raisonnement, & entre ce même nom connu par la révelation, & inseré dans l'alliance, comme un attribnt, sous lequel Dieu contracte avec nous. *Je suis bien aparû en* v. 3.
Dieu fort tout puißant à Abraham, à Isaac & à Jacob : mais je n'ai point été connu d'eux, par mon nom d'Eternel. Il est vrai pourtant, que ces Patriarches l'avoient souvent nommé *Eternel*. Mais parce que Dieu ne leur avoit rien révelé, ou promis en qualité d'*Eternel*, il dit, je n'ai point été connu d'eux, par mon nom d'*Eternel*.

Si ce raisonnement est un peu trop Théologique, il faut en donner un autre sensible aux petits enfans. C'est que lorsque Jesus-Christ veut prouver la résurrection par ces paroles; *je suis le Dieu d'Abraham*: Il suppose necessairement la mort de ce Patriarche, aprés laquelle néanmoins, Dieu se nomma encore, *le Dieu d'Abraham.* Car tout l'argument roule sur ce Principe, *Dieu n'est pas le Dieu des Morts, mais des Vivans.* Desorte que, ni Adam, ni Abraham même pendant leurs vies, n'étoient pas en droit, de conclurre leur résurrection, de ce que Dieu étoit leur Dieu. Il falloit auparavant, que Dieu se fût nommé leur Dieu, aprés leur mort; c'est à dire, que c'étoit un raisonnement à faire dans le tombeau, lieu ou l'on n'a pas accoûtumé de philosopher beaucoup. On jugera par cét exemple, si la Théologie de l'Ecole est infaillible & *irreformable.*

Veritable erreur des Sociniens, dont Mr. J. ne dit rien.

Voilà, selon les apparences, les Sociniens une fois Orthodoxes, à la Philosophie d'Adam prés. Mais pour prévenir tous les sinistres soupçons, que l'on voudroit répandre, parce que j'aurai justifié des gens condamnez à la mort, par arrêt émané du St. Office de M. Jurieu; il faut que je les accuse à mon tour, où M. Jurieu les justifie, du moins par son silence. Car je dois croire, qu'un Docteur de si grand poids, médite ce qu'il ne dit pas, autant que ce qu'il dit. Or ce silence m'étonne prodigieusement.

Voi-

Voici ce que c'est, Socin a fait une leçon expressément, pour prouver, que l'on n'a point d'idée de Dieu dans l'ame, qu'on ne peut le connoître par ses ouvrages, ni par le raisonnement; que la Tradition seule, en un mot, peut nous aprendre, qu'il y a un Dieu. Cette erreur me paroît grossiere, & injurieuse à la sagesse & à la puissance de ce grand Dieu. Comment peut-on douter, que ce puissant Créateur n'ait imprimé dans ses ouvrages, des caractéres propres à prêcher sa Divinité aux hommes. L'Ecriture employe souvent la création des cieux & de la terre, pour prouver l'existence de Dieu: *Nôtre aide soit au nom de Dieu, qui a fait les cieux & la terre.* Ailleurs il est dit, que *les Dieux des Nations, sont des Idoles mortes, mais que l'Eternel a fait les Cieux.* Et un Prophete ne craint pas de dire, *perissent les Dieux qui n'ont pas fait les cieux & la terre.* Suivant ces maximes de l'Ancien Testament, Saint Paul dit, que l'on peut trouver Dieu, *comme à tâtons*, parce *qu'il ne s'est jamais laissé sans témoignage, sa Divinité paroît à l'œil par la Création*, les Payens l'y ont aperçu, & nous l'ont dit. L'Apôtre nous assure qu'ayant connu Dieu, ils ne l'ont point glorifié comme Dieu. Enfin je suis assuré que pour peu que nous soyons attentifs à cette voix des cieux, qui publie en tous lieux la gloire du Dieu Fort, bien loin de dire avec Socin, qu'on ne peut connoître Dieu, que par la Tradition; nous

Prælect. c. 2.

Pseam 123.

Jerem.

Act. 17.

Rom. 1.

nous nous écrierons, plein des traits de la Divinité, que cet Univers nous présente de toutes parts : *Eternel nôtre Seigneur, que ton nom est magnifique par toute la terre !*

Que dirons nous donc, du silence de Mr. Jurieu ? pourquoi laisser ici Socin paisible dans son erreur. Socin, que Mr. Jurieu releve à coups de barre, à force d'injures, en tant d'autres endroits, qui n'en valent pas la peine. Seroit-il possible que Mr. Jurieu eut le même sentiment que Socin? Non, il est trop habile; d'ailleurs point de communion, entre Christ & Belial, point de societé, entre les Sociniens & M. Jurieu. Mais n'auroit-il point de la tolerance pour ce sentiment ? Ha *de la tolerance* ! c'est un Idole de gens incirconcis, dont M. Jurieu ne voudroit pas avoir proferé le nom. Enfin, nous venons d'être éclaircis par sa seconde lettre. M. Jurieu toujours ocupé à la dime de la Mente & du Cumin, toujours outré sur des vetilles, ne s'étoit pas aperçû de cette erreur, quelque grossiere quelle soit. Il s'étoit même aperçû du contraire. Car il fait dire aux Sociniens, justement ce qu'ils ne disent pas : comme ils disent assez souvent, ce que Mr. Jurieu ne dit pas.

Nous avons vû, que Socin croioit, qu'on ne pouvoit connoître Dieu par la nature, sans la tradition. Voicy ce que Mr. Jurieu lui impute : *la nature enseigne toute seule á croire en Dieu, sans la revelation.* J'ai

du

du chagrin, de ne pouvoir être du sentiment de Mr. Jurieu, il traite les Sociniens de malheureux, parce qu'ils disent cela, à ce qu'il croit; & moi je les trouve plus malheureux, parce que je suis persuadé qu'ils ne le disent pas.

J'étois dans le dessein, de faire dans peu de jours, un ou deux traitez sur le pêché d'Adam & sur ses suites. Mais une affaire, qui m'est de la derniere importance, me tire de mon Cabinet, pour quelques mois. J'ai crû devoir cet avis aux curieux, pour leur épargner la peine, de faire des conjectures, sur mon silence.

L'Auteur n'est point Socinien.

Nous traiterons les mêmes matiéres que Mr. Jurieu, & dans les mêmes vuës, lors que nous les trouverons devant nous, sans nous détourner. Je jure encore une fois devant Dieu, que je ne suis point Socinien; ceux qui voudroient m'en accuser ne peuvent le faire, sans une témerité criminelle devant Dieu. Je propose des doûtes, parce que je veux faire éclaircir la verité, si je puis. J'ai compassion de ces pauvres gens que Mr. Jurieu met hors de son Eglise, quelque vaste, qu'il lui ait plu, d'en faire l'étenduë. Je veux donc écrire pour eux & pour leur conversion. Le Christianisme ne me permet pas d'écrire contre personne; mais plûtôt pour le Salut de toute sorte de personne. C'est pourquoi, je veux les persuader de la bonne intention que j'ai pour eux, & leur faire connoître, que j'ai examiné leur doctrine , que j'en ai pesé les raiſons.

Si Mr. Jurieu vouloit concourir paiſiblement avec moi dans ce deſſein, nous pourrions eſperer de la benediction de Dieu , que ſon travail ne ſeroit pas inutile. Dequoi me ſerviroit-il, je vous ſupplie, de diminuer , ou de déguiſer les raiſons des Sociniens? Ils n'en connoîtroient pas moins la force; ils s'imagineroient même, que ce ſilence ſeroit affecté , parce que l'on n'auroit rien de ſolide à leur repondre. C'eſt pourquoi l'on ne doit tirer aucune conſequence, ſi je donne tout le jour que je puis à leurs raiſonnemens ; Si même il m'arrive , d'en ajouter quelques uns. Dieu m'eſt témoin que je n'ai pas d'autre vuë, comme je le juſtifierai dans la ſuite, s'il plaît à Dieu. J'ai crû devoir donner encore une fois cét avertiſſement , à l'édification du Public.

Je ſupplie ceux , qui liſent ces traitez de s'en reſſouvenir. Car je ne prétens pas le répeter d'avantage.

Je ne ſçaurois m'empêcher de faire ici quelques remarques generales , ſur la ſeconde lettre de M. Jurieu.

Remarques generales ſur la ſecond lettre de M. J. I. *Sur les grandeurs du Chriſtianiſme.*

Je concourrai toujours avec lui à établir ſolidement les grandeurs & les beautez du Chriſtianiſme. Mais je ne puis goûter cette methode , qui va chercher ces grandeurs & ces beautez , préciſement dans ce que l'on ne peut ni concevoir , ni entendre , ni comprendre. Eſt-ce donc , que ces grandeurs ne ſont à notre égard que de pures nega-

negations, & de purs néants, comme il faudroit le dire, si elles consistent précisement dans ce que nous ne pouvons comprendre? Quoi! ce que je concois de la résurection, n'est-il pas grand, n'est il pas admirable, & ne m'ouvre-t-il pas une perspective, ou j'admire, ravi hors de moi-même, toute cette multitude infinie de grandeur & de gloire que Dieu a mise à part pour les justes? Ne conçois-je pas assez de grandeur, dans ce que l'Ecriture me dit, de Dieu, du Pere, du Fils, & du saint Esprit, sans qu'il soit necessaire d'emprunter les épines de la Metaphysique, pour me présenter ce mystere, par un côté impossible, ou tout au moins incroiable? Nous ne sommes pas des Samaritains, pour adorer ce que nous ne connoissons pas. Le tems, *Jean.* 4.
le tems est venu, où les Vrais adorateurs, adorent Dieu en esprit & *en verité*. N'y a-t-il pas assez de grandeurs dans la sainteté de l'Evangile? Sainteté plus elevée au dessus des plus grands mouvemens de la morale des Païens, que les Cieux ne sont au dessus de la terre. N'y a-t-il pas enfin, car je m'emporte sans y penser, n'y a-t il pas assez de grandeurs à voir sur la Croix, le Fils unique de Dieu expier les pechez du genre humain? sans qu'il soit nécessaire, de rendre ce mystère *incroiable* pour le faire admirer. J'aime, beaucoup mieux qu'au lieu de ces *P.* 62,
idées de *paradoxe* & *d'incroiable*, on me *63. L.* 2.
dise tranquillement avec l'Auteur de l'Epitre aux Hebreux; *qu'il étoit convenable que celui*

celui pour qui, & par qui, sont toutes choses, puis qu'il amenoit plusieurs enfans à la gloire, consacrat le Prince de leur salut, par les afflictions. C'est une chose étrange que je me
P. 62. voye toujours opposé à M. Jurieu malgré
63. L. 2. moi, & malgré toute l'estime que jai pour lui. Il fait, des plus grands paradoxes, des ombres & des obscuritez du Christianisme, une des plus fortes démonstrations de sa Divinité. Il dit *que les imposteurs gardent les régles de la Vrai-semblance, que les mysteres du Christianisme sont incroiables, à l'esprit borné de l'homme, que l'homme s'étant revolté contre Dieu dans son entendement..... Dieu mortifie cet entendement revolté, en lui donnant à croire des choses qui paroissent incroiables*, & qui le sont en effet à l'esprit borné de l'homme. M. Jurieu ne craint-il point, de donner trop de prise aux libertins, sur la divinité de nôtre Religion? Pour moi, cette méthode ne me plait point du tout. Car enfin c'est l'homme avec *son esprit borné*, qui doit croire. Et comment croire, si les mysteres, tout revelez qu'ils sont, ne laissent pas d'être *incroiables*? Je craindrois trop, si cela étoit, que dans le fond de l'ame, on ne crût rien, de tout ce qu'on voudroit croire. Car enfin, il n'est pas vrai de dire, que je crois, ou que je ne crois pas, selon que je veux, & comme il me plait. J'aimerois beaucoup mieux, qu'au lieu de rebuter les esprits, & de les *mortifier* par des choses inconcevables & *incroiables*, on s'efforçât, de leur montrer la verité & la vraisemblan-

ce de ces grans objets, afin que leurs raison étant venüe jusques là; ils pussent de ce lieu, découvrir, quoi qu'en éloignement, toutes les grandeurs & toutes les beautez de ces objets salutaires.

Il me semble, que cette méthode auroit reçû l'aprobation de l'Apôtre Saint Paul, puis qu'il nous dit, sans excepter aucun mystere, *que la grace salutaire est clairement aparüe*, que *nous connoissons en partie*, quoi que nous ignorions aussi en partie. Car si nous connoissons en partie, nôtre esprit n'est pas *mortifié* de toutes parts. Les mysteres ne sont pas *incroiables*, par toutes leurs faces. Il faut que la raison les aborde par quelqu'endroit, *nous connoissons en partie*. Et ce peu que nous connoissons, nous laisse entrevoir mille grandeurs que Dieu a reservées, pour la vie éternelle, *quand la perfection sera venuë & que ce qui est en partie, sera aboli.*

1. Cor. 13.

Seconde reflexion sur la communication des Idiomes.

Il n'importe, dira M. Jurieu, chacun a sa methode. Je n'admire la Religion Chrêtienne, que parce qu'elle mortifie mon esprit, par ses mysteres incroiables, & par ses paradoxes incomprehensibles. Qui voudroit admirer une Religion sans obscurité, sans abysme & sans précipices, une Religion toute raisonnable & *de plain pied*. Il faut pour recevoir une telle Religion avoir, selon M. Jurieu, le goût bizarre & entierement dépravé.

Lettre 2. p. 87.

C'est à cause de ce goût si extraordinaire, que Mr. Jurieu cherche de *l'incroyable* par tout

tout. Il se plait à nous dépeindre *un Dieu descendant des cieux, qui se met en état de pouvoir souffrir & de pouvoir mourir, & qui en effet en souffrant & en mourant offre une victime & un Sacrifice à Dieu.* Cela n'est il pas incroiable, dira M. Jurieu? Oui sans doute, & à parler exactement, cela est absolument impossible & faux. Mais à proprement parler, le paradoxe ne consiste, que dans un faux tour d'expression, & dans un abus insuportable de cette axiome, que l'École appelle *Communicatio Idiomatum*, c'est à dire, une échange d'expressions, entre la nature divine & la nature humaine de Jesus-Christ.

Lettre 2. pag. 58.

La remarque me paroît assez considerable, pour m'arrêter à la faire mieux comprendre. J'espere que toute personne raisonnable sera trés-satisfaite, de ce que je vais dire.

La divinité & l'humanité s'étant unies, font un tout, qui n'est ni Dieu seulement, ni homme simplement. Mais ces deux natures forment ensemble un tout homme-Dieu, que l'écriture appelle toujours *Jesus-Christ*, ou *fils de l'homme*, ou *fils de Dieu*; elle affirme quelquefois, que ce Jesus est Dieu, quelquefois qu'il est homme.

Desorte que ces noms *Jesus-Christ* enferment nécessairement, les idées de ces deux natures & quand on affirme quelque chose de ce tout, l'esprit attribue d'abord, sans aucune peine, à chacune de ces deux natures, ce qui lui convient.

Mais

Mais le nom de *Dieu*, étant dans le stile ordinaire, essenciellement réciproque & synonime, avec celui de *divinité*, parce qu'il n'y a qu'un seul Dieu, comme il n'y a qu'une seule Divinité. Il arrive que tout ce que l'on dit de Dieu, l'esprit le renferme naturellement, dans l'idée de la divinité. *Dieu mourant, Dieu souffrant*, & *la divinité mourante & souffrante*, c'est une seule & même idée; qui n'en seroit effrayé? Car enfin, je ne trouve point dans *l'idée de Dieu*, où joindre *l'idée de mort & de souffrances*. Qu'on me parle de Jesus-Christ mort, je joins la mort à la nature humaine, & je n'y trouve rien d'incroiable. Mais quand on me parle de *Dieu mort*, je ne vois qu'un miserable jeu d'expressions, indigne du respect avec lequel on doit parler de Dieu & de la Divinité.

Combien de miserables prédicateurs donnent avec plaisir, dans ces imaginations pueriles! *Miracle*! s'écrient-ils; *voici un fils aussi âgé que son pere, & plus vieux que sa mere.* Je ne puis les ouïr sans chagrin, je l'avouë. Je ne les puis souffrir occuper la dévotion de leurs auditeur un jour de Noël, avec leurs Antitheses Enigmatiques, *Miracle! la sapience éternelle, est attachée aujourd'hui à la mammelle, elle ne peut même beggaier. Celui qui soutient dans sa main les cieux & la terre ne peut aujourd'hui soûtenir ses foi-*

foibles mains, il les lui faut envelôper dans des langes. Je le dis encore une fois, ces extravagantes puerilitez m'irritent. J'ai pitié du pauvre petit peuple, que l'on étourdit, & des gens plus sensez, que l'on scandalise. Et j'ai de la honte, de voir la Sainteté de nos Mysteres, exposée à la raillerie des Libertins, par la sottise des Prédicateurs.

Je veux me servir d'un exemple, que M. Jurieu allegue quelque part, pour rendre plus sensible la Critique que je fais des Prédicateurs. C'est celui de *l'homme*, il n'y a rien de plus juste. Comme Jesus-Christ est un tout, composé de deux natures fort differentes, de la Divinité & de l'humanité : Aussi l'homme dit un tout, composé d'esprit & de corps. Ainsi comme on dit de l'homme, qu'il pense, qu'il juge, qu'il raisonne, qu'il boit, qu'il court & qu'il dort, sans qu'il y ait ni paradoxe ni obscurité, parce que nous démêlons au premier mot, ce qui apartient à l'homme, parce qu'il a une ame, ou ce qui lui convient, à cause de son corps. De même on peut dire de Jesus-Christ, qu'il sçait tout, qu'il voit tout, qu'il peut tout, qu'il a pleuré sur Lazare, qu'il a sué dans son agonie, qu'il a été prés de trois jours dans le tombeau ; l'esprit ne s'effarouche point, il distingue à la premiére vuë, ce qui regarde la divinité & l'humanité. Mais comme ce seroit une impertinence de dire, *l'ame mange, boit & dort*; à cause que cela se peut dire

dire de l'homme. C'est la même faute de dire, *Dieu mourant*, *Dieu mort*, parce que cela se peut dire de Jesus-Christ. Il ne faut pas dire que Dieu, ayant pris l'humanité, demeure toujours Dieu, je le sçai bien. Que fait cela contre ce que je dis? N'est-il pas toujours vrai, que Dieu avec l'homme forme ce tout, que l'on nomme *Jesus-Christ*. Desorte qu'entre Dieu & Jesus-Christ, il y aura toujours cette difference, que l'idée de Jesus-Christ renferme la divinité & l'humanité dans un tout, au lieu que l'idée de Dieu, me representant la divinité seule, je ne dois rien dire de Dieu, si je veux parler raisonnablement, que cela seul que je puis affirmer de la Divinité.

Je ne connois qu'un seul passage, dans toute l'Ecriture Sainte, qui pourroit paroître favorable à ces expressions outrées de *Dieu mourant* & de *Dieu mort*. C'est *Act.* 20. 28. lors que Saint Paul exhorte les Pasteurs d'Ephese à s'acquiter de leur devoir, *Prenez donc garde à vous mêmes*, leur dit-il, *& à tout le troupeau, sur lequel le Saint Esprit vous a établis Evêques, pour paître l'Eglise de* Dieu, *qu'il a acquise par son propre Sang*. Mais quand il faudroit expliquer ce passage, comme Mr. Jurieu le trouvera le plus commode pour son sentiment, s'ensuivroit-il, que ce passage, unique dans toute la parole de Dieu, puisse être un garent suffisant de tant

 de

de paradoxes, de tant d'expressions incroiables, dont les Chaires retentissent tous les jours? Mais il s'en faut beaucoup, que l'on soit contraint de recevoir le sens, que Mr. Jurieu voudroit donner à ces paroles. Car le Grand Théodore de Beze remarque, qu'il avoit vû cinq exemplaires, où on lisoit pour *paître l'Eglise du Seigneur & de Dieu*. Or on sçait que ce nom de *Seigneur*, dans les écrits des Apôtres, est Synonime avec celui de *Jesus Christ*, à quoi il n'y auroit aucune difficulté. Le Syriaque a lû ainsi, car il a traduit l'Eglise *de Christ*. La seconde remarque de Beze est, qu'il a encore vû un exemplaire, qui avoit *par le sang de son propre*, où il falloit nécessairement sous entendre, *fils*. Nos exemplaires même pourroient recevoir ce sens, si l'on mettoit une virgule, entre le mot de *propre*, & celui de *sang*. Enfin je dis que cette expression *Dieu a racheté l'Eglise par son propre sang*, porte l'esprit à concevoir, que Dieu a racheté l'Eglise, par un sang qu'il s'est acquis en propre, ce qui ne dit rien d'incompatible avec la Divinité, ni de contraire à l'idée que nous en avons.

J'espere de l'équité de M. Jurieu qu'il goûtera cette remarque, s'il la veut examiner de sang froid. Son aprobation seroit fort nécessaire pour épurer les Saintes Chaires, de tant d'expressions, qui ne font que donner la gehenne aux Oreil-

les

les sages, & la torture aux esprits bien sensez.

Je ne m'arrêterai pas davantage sur la Premiere Partie de la seconde lettre de M. Jurieu. Je suis assuré qu'elle augmentera toutes les difficultez, que j'avois faites dans mon premier traité.

Ceux qui l'auront bien compris répondront aussi d'eux-mêmes à ce que M. Jurieu a voulu répeter au sujet de la Providence & des autres matiéres que j'ai examinées.

Troisieme Reflexion M. J. veut être crû sur sa parole.

Sur le second article de la seconde lettre de M. Jurieu, je remarque, premierement que M. Jurieu cajolle un peu trop son lecteur, dans la petite préface qu'il a mise à la tête de cet article. Plein de complaisance pour la paresse de ses lecteurs, il les prie seulement *de se laisser mener où il les veut conduire, & de se laisser porter où il les veut mettre.* On peut dire ici avec la servante du Sacrificateur, que ce langage fait un peu trop connoître M. Jurieu. Quoi donc ne veut-il plus, qu'on examine ce qu'il dit? ne faut-il donc plus aporter qu'une foi aveugle à la lecture de ses ouvrages? Ce n'est pas là du moins le stile, ni la methode d'un Docteur Réformé. Pour moi, je suplie les lecteurs de surmonter ici leur paresse naturelle. On ne peut connoître la verité de Dieu trop clairement. Je les exhorte, à ne se laisser mener, qu'où ils verront, de leurs propres yeux, la verité marcher à leur tête. Ce n'est pas un cri-

 me

me de croire, qu'il pourroit bien être véritable de dire que la Réformation n'auroit pas reçû d'abord toute la perfection, dont elle étoit capable. Nos premiers Réformateurs dont la mémoire doit être eternellement en benediction, s'étant principalement apliquez à épurer le Culte chrêtien de toutes ces idolatries & ces superstitions payennes, qui l'avoient inondé, s'accommoderent pour la plûpart des dogmes, & des principes qu'ils avoient reçu dans l'Ecole où ils avoient été élevez. Quoi qu'il en soit, l'étude & l'application à la recherche de la verité, ne peut qu'être heureuse par la bénediction de Dieu, si l'on y aporte un bon cœur. L'erreur en opposition avec la vérité, ne peut servir qu'à la faire briller davantage.

Quatrieme reflexion M. J. impute aux Sociniens au sujet de l'Ecriture Sainte.

Je me contenterai d'une autre reflexion, sur la seconde partie de la 2. lettre de M. Jurieu. Il est par tout trop outré. Qui diroit l'opinion des Sociniens, sans figures & sans emportement, il n'y a personne, qui puisse connoître que M. Jurieu ait voulû parler d'eux, dans le tableau qu'il en fait. Une seule observation sufira présentement, pour prouver ce que je dis. Voici, selon M. Jurieu, l'estime que les Sociniens font de la Sainte Ecriture. Cela se lit à la fin de sa seconde lettre, afin que l'impression en restat dans l'esprit de ses lecteurs. *Il est notoire que les Sociniens abattent l'authorité du Vieux & du Nouveau Testament, par les accusations qu'ils leur*

leur font, d'être corrompus & gâtez. Car on ne lit autre chose dans les écrits de ces malheureux que des observations qu'un tel passage a été fourré, qu'un autre a été tronqué, un autre a été gâté par quelque particule qu'on y a mise. Ne croiroit-on pas à oüir M. Jurieu que les Sociniens n'estimeroient pas plus les Ecrits des Prophetes Esaïe, ou Daniel, que ceux de Cotterus, de *Drabitius*, ou de *Christine*, *Ponietouski*? L'accusation est assez considerable, pour devoir être appuiée de quelque preuve. Les Sociniens n'ont pas fait ce que font tous les jours les Critiques, du moins ne font-ils pas d'avantage.

Mais pour mieux juger de la Doctrine des Sociniens touchant l'Ecriture, je ne ferai qu'oposer aux paroles de M. Jurieu celles de Socin même.

C'est dans une petite dissertation qu'il a faite de l'Eglise, là il dit, qu'ils emploient leur meilleur tems à la lecture du Nouveau Testament; qu'ensuite ils s'occupent à celle du Vieux Testament, plûtôt qu'à la lecture des Peres, comme on parle. En effet il ne reste ordinairement de la lecture de ces Anciens, que la vanité de faire paroître qu'on les a lûs. Enfin Socin répond sur la fin à une personne, qui avoit ce passage de S. Jean suspect *détruisez ce temple.* Voici proprement le fait sur quoi M. Jurieu les acuse, & voici ce que Socin répond. *Je ne suis en façon du monde de vôtre sentiment. Car encore que* *Miscellan. De Eccles.*

vous disiez, que vous ne révoquez en doute pour cela les Saints Oracles ; cependant si vous examinez la chose, vous trouverez qu'il en va tout autrement. Car s'il est permis de douter de quelque passage, qui se trouve dans tous les exemplaires, & qu'on lit de même maniere dans tous les exemplaires : Il n'y aura rien, qui empêche que l'on ne puisse douter de tous. Et vous-mêmes vous ajoutez ces paroles en parlant des Oracles sacrez : encore, dites-vous, *qu'ils soient alterez par ci, par là ; enquoi vous montrez assez que vous ne croiez pas qu'on doive temerairement ajouter foi, à tout ce qui se lit dans les saintes lettres. Pour moi, je suis d'un avis contraire & je ne crois pas, qu'il y ait rien dans ces écrits, qui sont communement reçûs pour divins, par ceux qui se disent Chrêtiens, qui ne soit trés veritable ; & je crois qu'il est entierement de la providence divine, que ces livres ne soient jamais ni alterez ni corrompus, en tout, ou en partie. Desorte que s'il y a quelques fautes ; dans de certains exemplaires, on peut les corriger par d'autres plus exacts, ou par l'Authorité des anciens interprétes.*

Jamais Docteur Réformé, a-t-il parlé plus sainement ? En verité je ne vois pas, comment M. Jurieu se tireroit d'affaire, s'il les Sociniens éstoient reçûs en plainte contre lui, pour avoir réparation de ce qu'il leur auroit imputé mal à propos. Mais ce n'est pas nôtre interest.

Non

Non nostrûm inter vos, tantas componere lites. Dieu veuille que ceux qui liront ces traitez, éprouvent toutes choses, pour retenir ce qui est bon.

FIN.

On avertit le Lecteur, que dans le premier traité, il faut mettre à la page 24. ligne 28. au lieu de ces mots *la nature Divine*, ceux-ci, *l'idée de la nature divine*.

Pag. 25. ligne 25. au lieu de *payens* lisez *autres*.

www.ingramcontent.com/pod-product-compliance
Ingram Content Group UK Ltd.
Pitfield, Milton Keynes, MK11 3LW, UK
UKHW021937200726
13855UKWH00007B/868

9 782013 079006